女性ホルモンを整えて幸せになる！

ぽかぽか子宮のつくり方

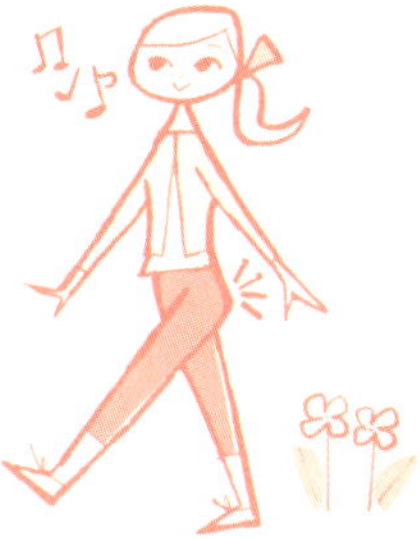

著◎やまがたてるえ
助産師・バースセラピスト

監修◎池川 明
産婦人科医・池川クリニック院長

河出書房新社

ぽかぽか子宮は、女性の味方

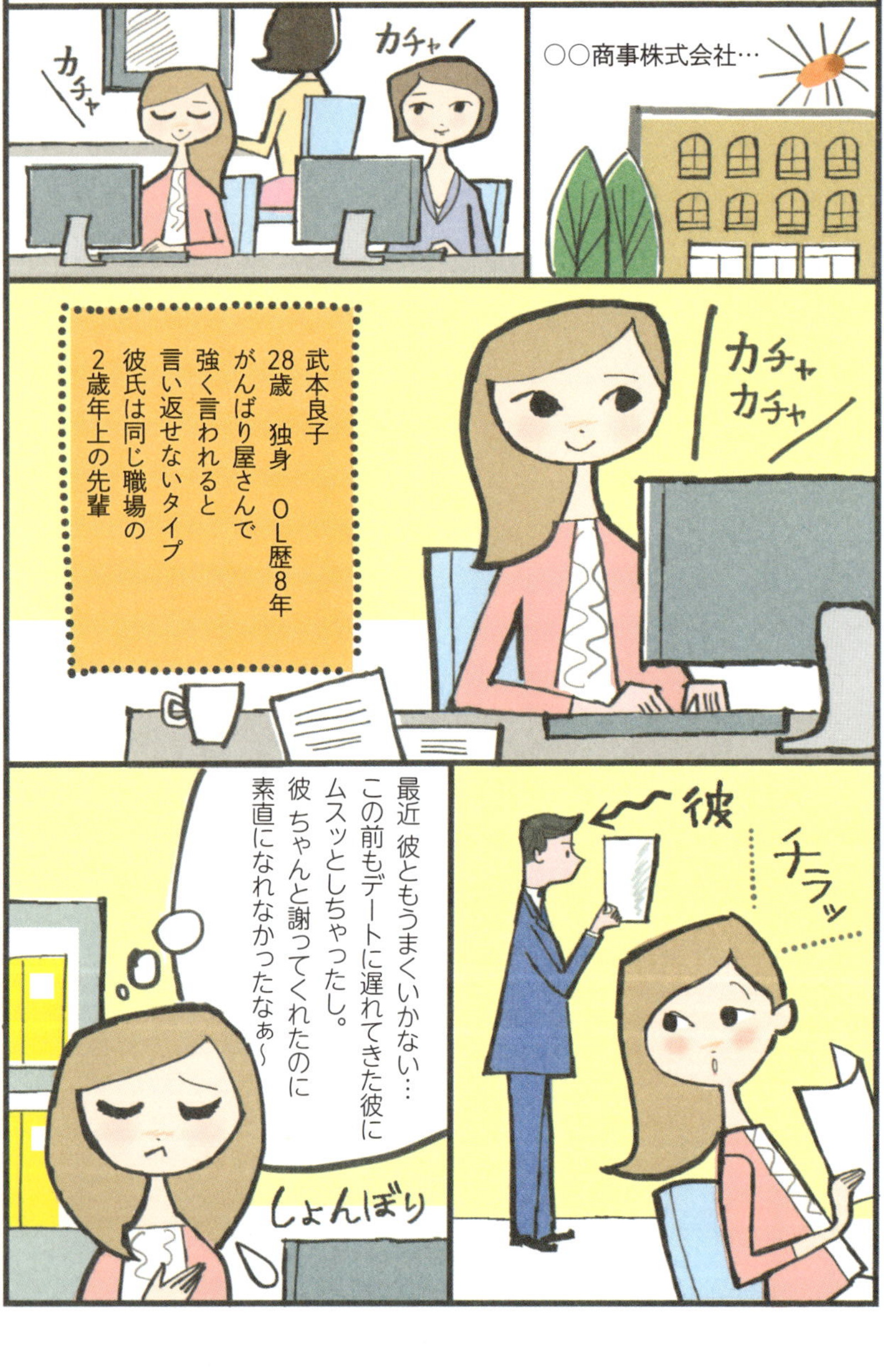

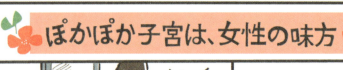

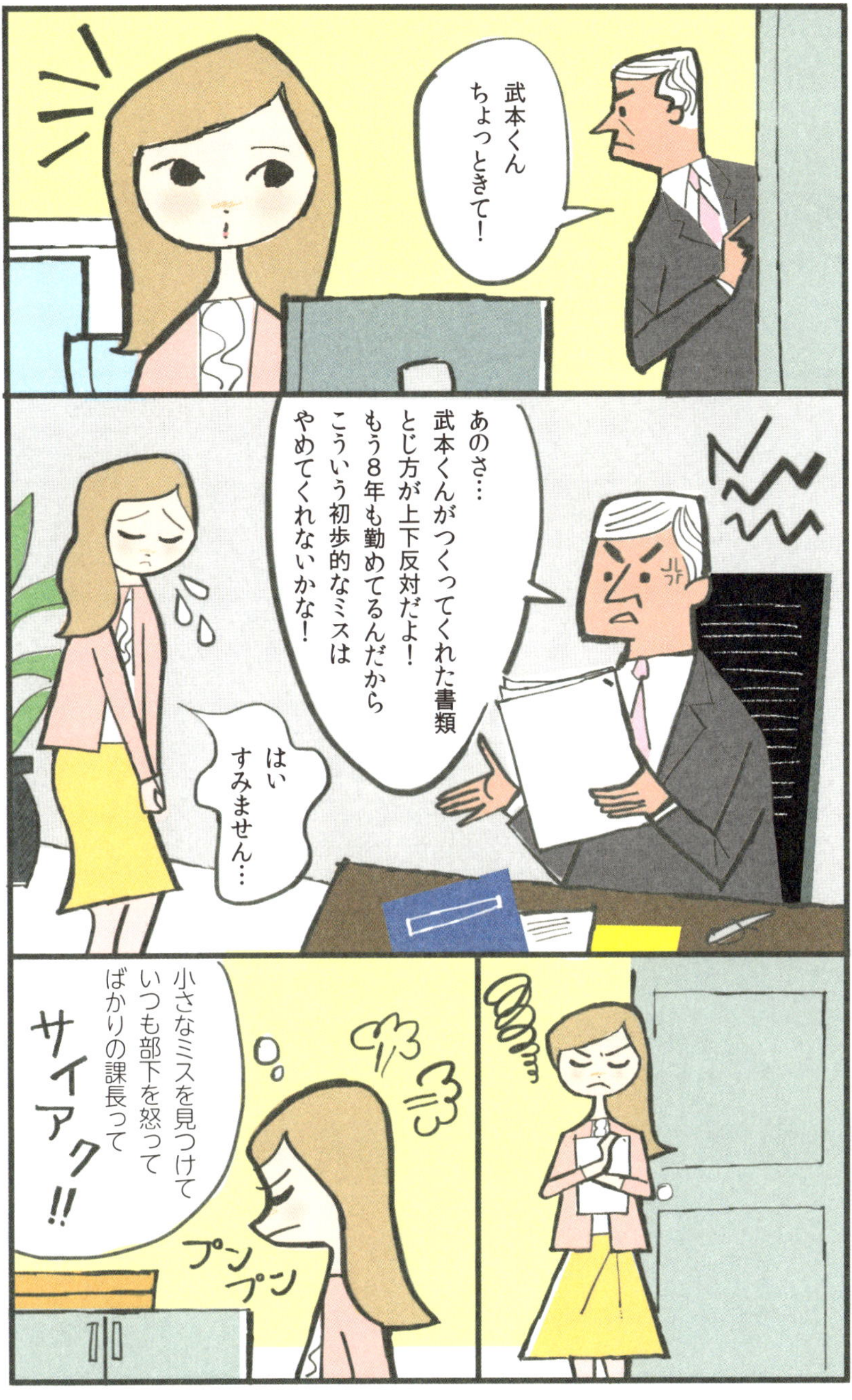

武本くん ちょっときて！
あのさ… 武本くんがつくってくれた書類 とじ方が上下反対だよ！ もう8年も勤めてるんだから こういう初歩的なミスは やめてくれないかな！
はい すみません…
小さなミスを見つけて いつも部下を怒って ばかりの課長って
サイアク!!
プンプン

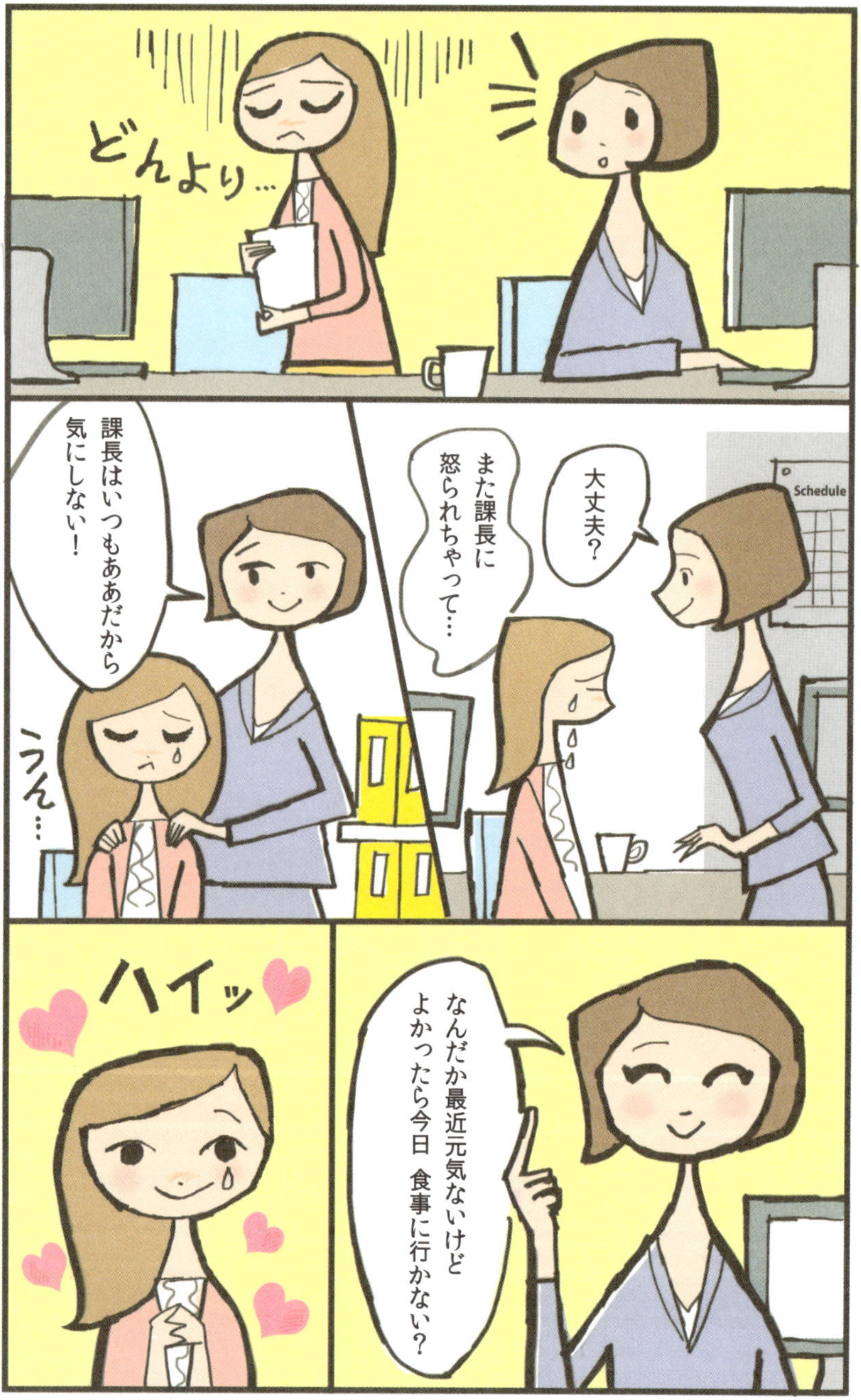
どんより…
大丈夫？
また課長に怒られちゃって…
課長はいつもああだから気にしない！
うん…
なんだか最近元気ないけどよかったら今日 食事に行かない？
ハイッ
Schedule

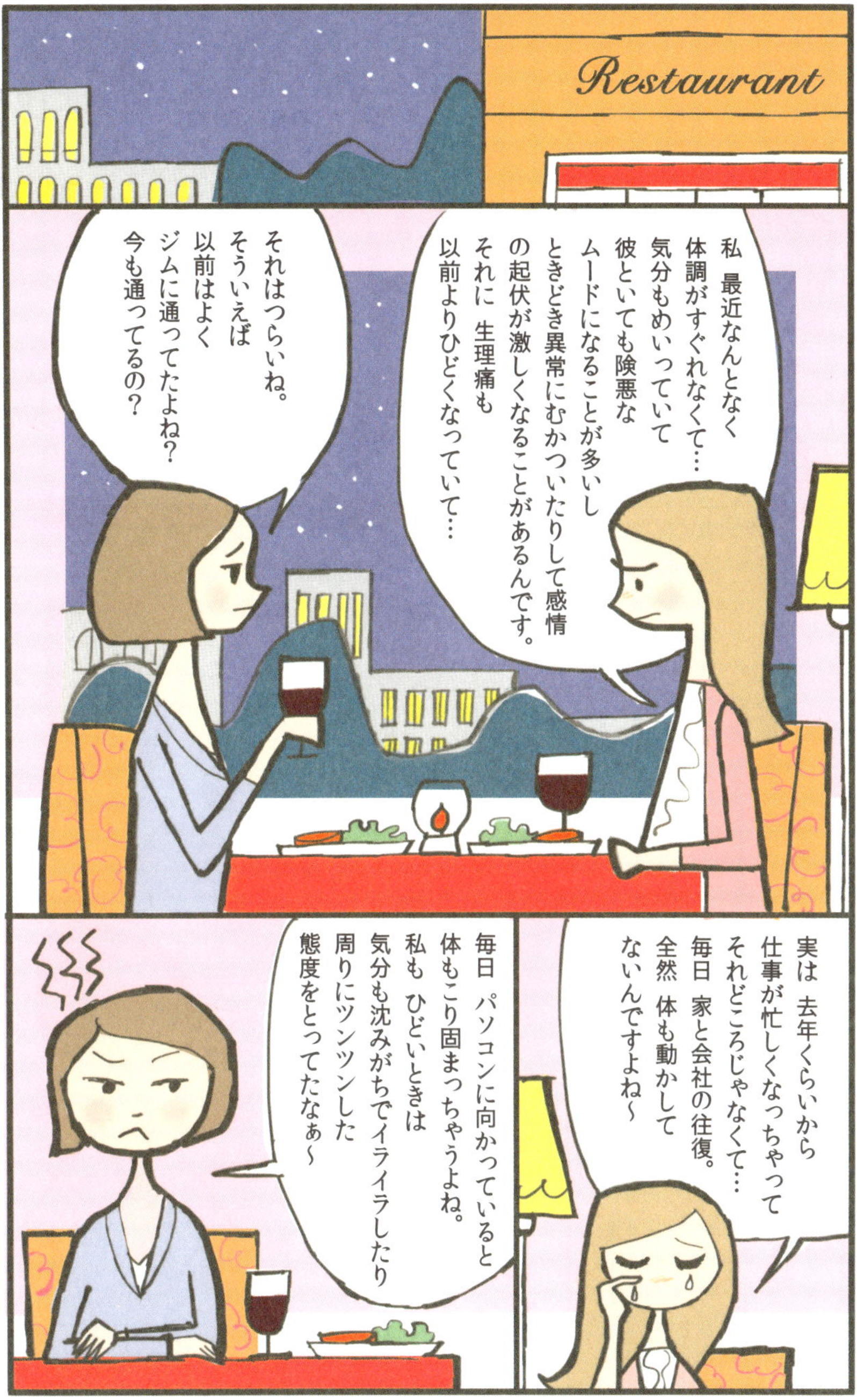
Restaurant
私 最近なんとなく体調がすぐれなくて…気分もめいっていて彼といても険悪なムードになることが多いしときどき異常にむかついたりして感情の起伏が激しくなることがあるんです。それに 生理痛も以前よりひどくなっていて…
それはつらいね。そういえば以前はよくジムに通ってたよね？今も通ってるの？
実は 去年くらいから仕事が忙しくなっちゃってそれどころじゃなくて…毎日 家と会社の往復。全然 体も動かしてないんですよね～
毎日 パソコンに向かっていると体もこり固まっちゃうよね。私も ひどいときは気分も沈みがちでイライラしたり周りにツンツンした態度をとってたなぁ～

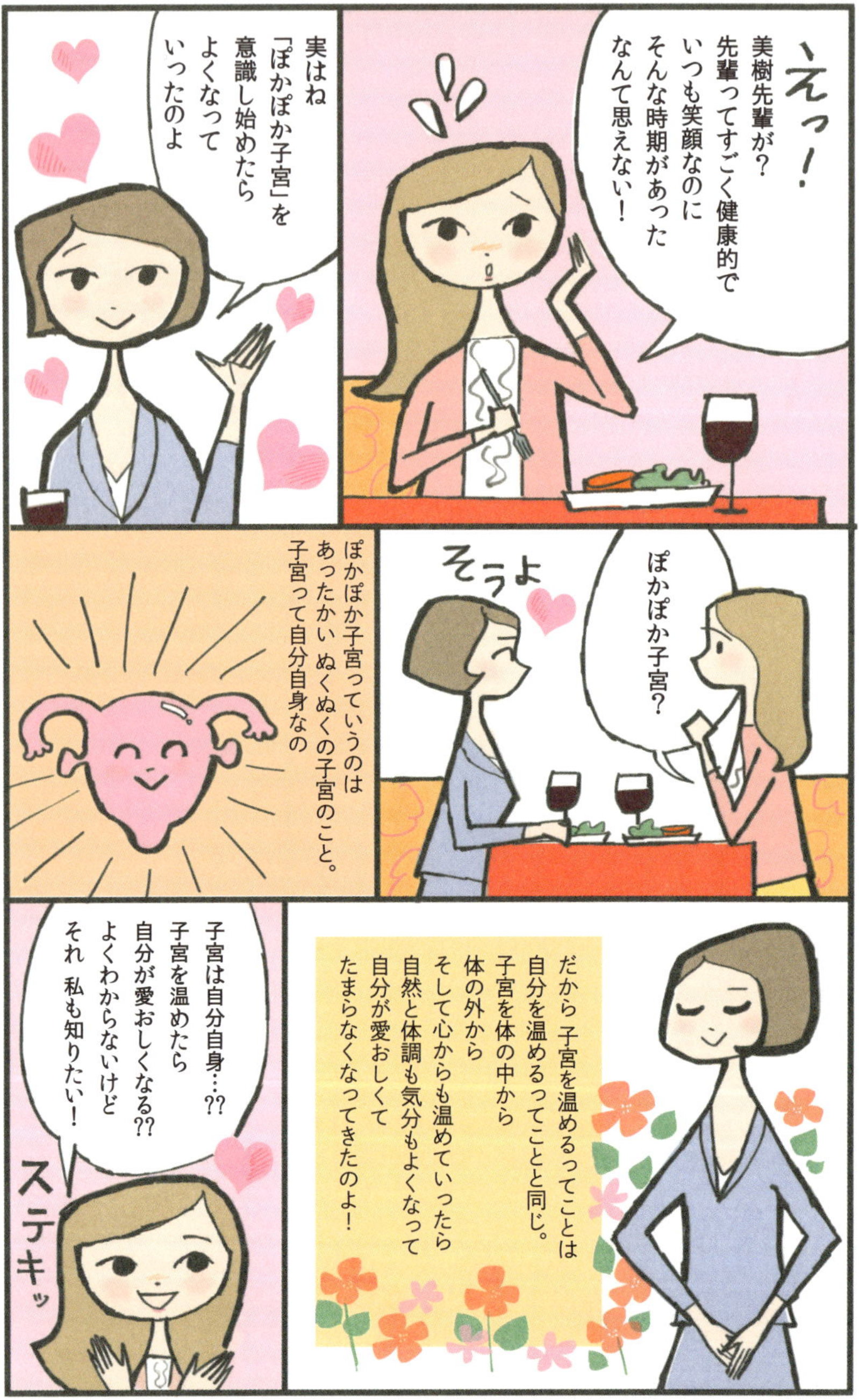
えっ！
美樹先輩が？先輩ってすごく健康的でいつも笑顔なのにそんな時期があったなんて思えない！
実はね「ぽかぽか子宮」を意識し始めたらよくなっていったのよ
ぽかぽか子宮？
そうよ
ぽかぽか子宮っていうのはあったかい ぬくぬくの子宮のこと。子宮って自分自身なの
だから 子宮を温めるってことは自分を温めるってことと同じ。子宮を体の中から体の外からそして心からも温めていったら自然と体調も気分もよくなって自分が愛おしくてたまらなくなってきたのよ！
子宮は自分自身…?? 子宮を温めたら自分が愛おしくなる?? よくわからないけど それ 私も知りたい！
ステキッ

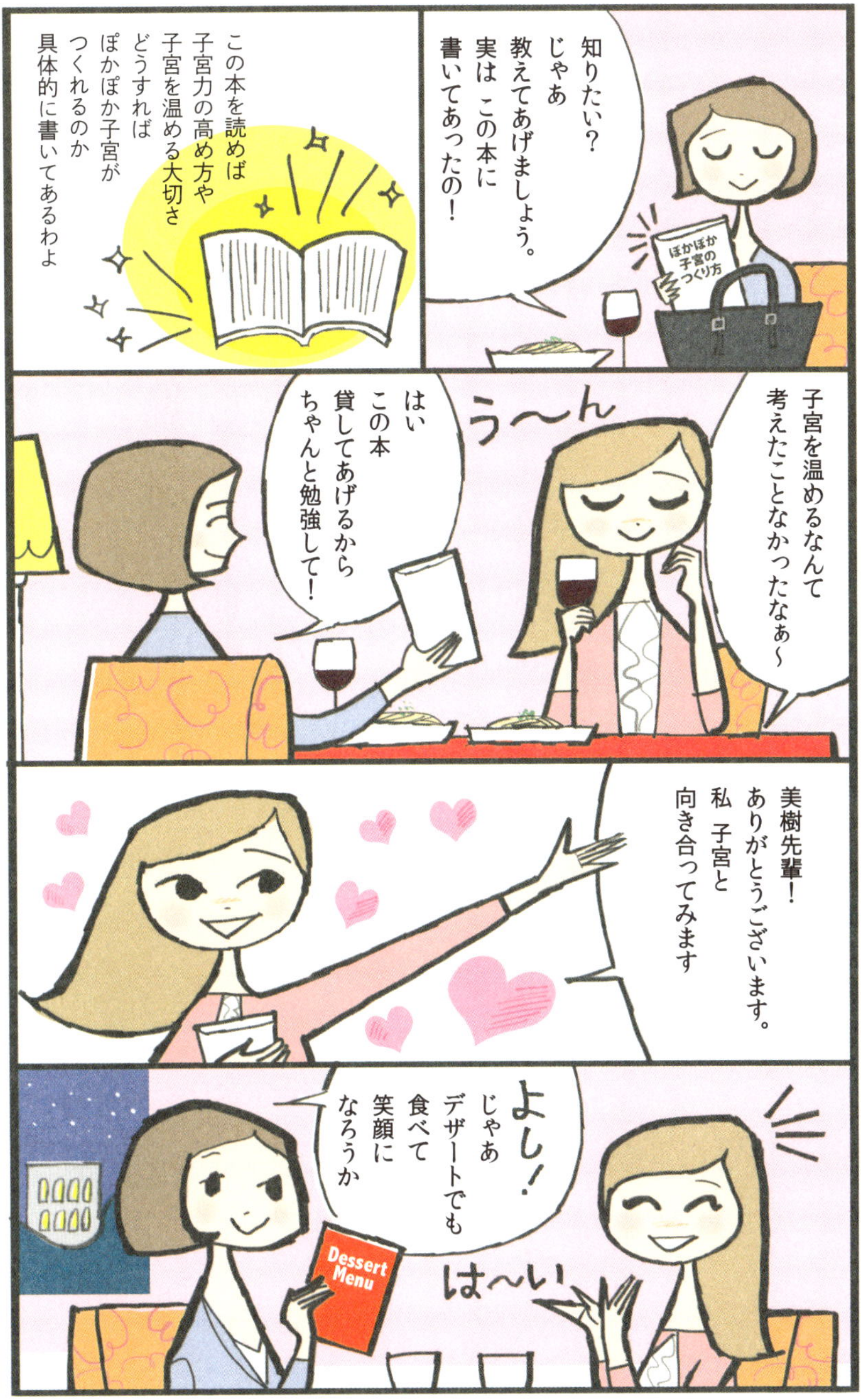
知りたい？ じゃあ 教えてあげましょう。 実は この本に 書いてあったの！
ぽかぽか 子宮の つくり方
この本を読めば 子宮力の高め方や 子宮を温める大切さ どうすれば ぽかぽか子宮が つくれるのか 具体的に書いてあるわよ
子宮を温めるなんて 考えたことなかったなぁ～
う～ん
はい この本 貸してあげるから ちゃんと勉強して！
美樹先輩！ ありがとうございます。 私 子宮と 向き合ってみます
よし！ じゃあ デザートでも 食べて 笑顔に なろうか
Dessert Menu
は～い

はじめに

子宮を温めると、女性としての幸せを実感できるようになります。

あなたは、女性として生まれた体にどんな気持ちを抱いていますか？

女性であることを忘れて忙しい毎日を必死で生きたり、仕事は楽しいけれどキャリアを築くことにためらいを感じたり、体調に波があって思いきり人生を楽しめなかったりしている人もいるかもしれません。

そんなとき、女性であることがうっとうしかったり、月経をわずらわしく感じたりする人もいるでしょう。

私も、20代の頃は、月経が不順だったり、重かったりで、体調も思わしくない日が続きました。助産師として働き始めた頃は、不規則な勤務から月経リズムも狂い気味でした。しかし、それを気に留めるどころか、むしろ「面倒な月経が毎月こなくてラッキー」とさえ思っていました。とにかく今が楽しければいいというスタンスで、自分の体を労わることなく過ごしていたのです。

そんな私を大きく変えたのは、妊娠・出産・子育ての経験でした。それまで感じたことのなかった「体と心がつながる感覚」を体験したのです。

妊娠中に「ちゃんと産めるだろうか」「子どもを育てていけるだろうか」などと不安になると、決まっておなかが張って調子が悪くなったり、子育て中に「いい母親にならなければ」と周りの目を気にしてがんばりすぎてしまうと、月経が遅れたり、月経が重くなったり、体調を崩したりしたのです。

それまで、体は体、心は心と切り離して考えていましたが、心が後ろ向きになると、私の子宮もそれに同調するように痛みやトラブルが現れました。

また、助産師としてたくさんの女性たちのお産に立ち会う中でも同じことを感じました。体も心も健康的な女性はお産がスムーズで、産後の回復も良好ですが、妊娠中「赤ちゃんに何かあったらどうしよう」と心配しすぎたり、無理にがんばりすぎたり、自分に厳しくしたりする女性ほど、なかなか本格的な陣痛の波に乗れずお産で苦戦し、産後の体調も思わしくなかったりするのです。

こうした体験をする中で、私は、心と子宮には深いつながりがあるのではないかと思うようになりました。子宮と向き合う大切さを実感したのです。

子宮と向き合うようになると、これまでいかに子宮を冷やすような生活や考え方をしていたのかということに気づきました。どのような原因で子宮が冷えてしまうかについては、本書で詳しく述べますが、**「子宮の冷え」が月経トラブルや体の不調、さらには心の状態まで不安定にしてしまう**のです。

子宮を温める。それは女性として幸せになるために必要なキーワードのひとつです。子宮がぽかぽかになると、体も心も驚くほど健康になり、生き方まで前向きに変わっていきます！

それほど子宮という臓器は、女性にとってとても大切なものです。生殖機能にしか影響しない子宮は、そんなに重要ではない、と考える人もいるかもしれませんが、決してそうではないと思います。どんな臓器も大切な自分の一部であり、自分自身ですが、なかでも**命を生み出す子宮を愛することは、女性としての自分を愛し、創造力（生み出す力）にあふれた自分を信じることにつながります。**

この本では、女性が自分の体を愛して、毎日を楽しく笑顔で過ごせるようにという想いを込めて、子宮や月経と向き合う大切さ、子宮が喜ぶ方法をたくさん紹介しました。

これから妊娠したい方、出産を控えている方、子育て中の方、また、妊娠・出産の予定がない方も、この本を読んで、子宮と向き合うきっかけをつくっていただけたらうれしいです。

さぁ、一緒に、あなたの子宮をぽかぽかに温めましょう！

バースセラピスト、助産師　やまがた てるえ

1章 子宮と心の関係を知って、ぽかぽか子宮をつくろう

CONTENTS

2章 月経は女性にとってのバロメーター

3章

子宮力を高める生き方

4章

ぽかぽか子宮はこうしてつくる！

CONTENTS

5章

子宮の声を聴いてみよう！

1章

子宮と心の関係を知って、ぽかぽか子宮をつくろう

子宮がぽかぽかになると、
体も心もどんどん
めぐり始めます。

子宮はぽかぽかな状態が大好き！

子どもが宿る、命のお宿である子宮。女性にとってこの特別な臓器、子宮は、ぽかぽかの状態が大好きです。ぽかぽかに温めてあげると、リラックスしたありのままのいい状態で体の中に存在できるようになるからです。

そんなとき、子宮は美しいピンク色に輝いています。外側は弾力性がありツヤツヤ、内側はふかふかでやわらかくなり、あなた自身の体と心も最高の状態になります。

では、子宮がぽかぽかになっているとき、体はどんな状態なのでしょうか？

東洋医学では、人間の体は「気」（元気を保ってくれる生命エネルギー）、「血」（血液、血中成分など）、「水」（リンパ、汗、尿などの体の水分）のバランスで成り立っていると考えられていて、気・血・水の「めぐりがいい」と心身ともに好調、気・血・水の「めぐりが悪い」と、心身ともに不調、ということになります。

私たちの体には、意識をせずとも心や体の機能を調節して、「生きる」ために働いてくれている自律神経が張りめぐらされていますが、ストレスなどで心が緊張状態になると、自律神経のバランスが崩れ、気・血・水のめぐりが悪くなります。

すると、脳は生命維持を最優先しなければと判断し、心臓や胃、腸など、生きるために絶対に動かしていなければいけない臓器に最優先で血液などを循環させ、生殖機能（卵巣を含む子宮）は後回しになってしまうのです。実際、戦時中は無月経の女性がとても多かったというデータが残っています。

このように、**体のめぐりが悪くなると、子宮に血液やリンパ、エネルギーをめぐらす余裕がなくなり、結果、冷えてしまう**のです。

めぐる体づくりでぽかぽかな自分になろう

子宮をぽかぽかにするということは、めぐる体をつくるということです。そのため

気・血・水のめぐり

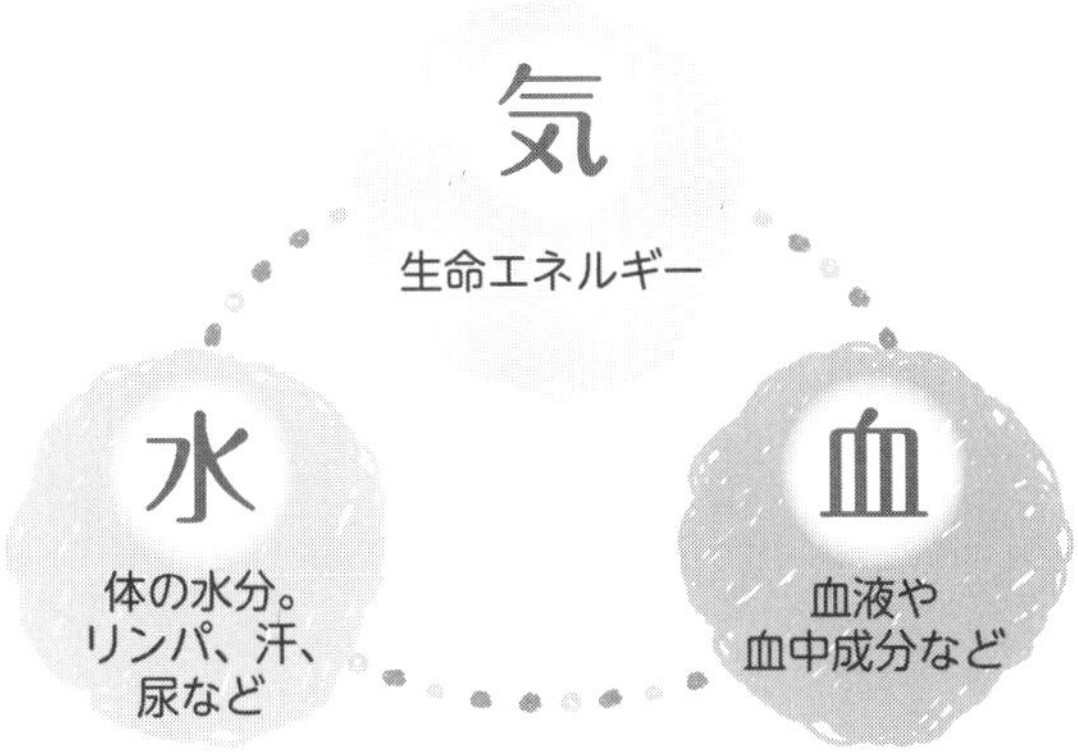

には、自律神経のバランスを整えることが重要です。

無理をしてがんばりすぎたり、ストレスを誰にも相談できず一人で抱え込んでしまう人も多いのですが、これでは自律神経のバランスを崩してしまい、めぐる体からは程遠くなってしまいます。

めぐる体をつくるためには、食べ物や睡眠といった生活習慣に気をつけることも大事ですが、自分に優しく、自分いじめをしない、平穏な心を持った、ぽかぽかな自分になることも欠かせません。

いつも明るく楽しく過ごし、自分を大切にできること。それが、ぽかぽか子宮をつくる近道なのです。

ぽかぽか子宮はいいことづくめ！

ぬくもりのある臓器を体内に持ち、体を整えて心も温かくするということは、まさに、**あなた自身が「自家発電女子」になる**ということです。外からだけでなく、自分自身の中からぽかぽか温める力を持っている。そんなエコな発電力があれば、体も心もホットにしていくことができます。

そこで、ぽかぽか子宮になると、いったいどんないいことがあるのか具体的に見ていきましょう。ぽかぽか子宮の素晴らしさを感じてみてください！

1 月経が整う

体と心が温まっていると、月経リズムも次第に整ってきます。子宮や卵巣にも十分に血液がめぐるようになるので、これまで、月経不順だった人も、正常な月経リズムである25~38日周期に自然と変わっていきます。

また、経血が長引くことがなくなり、月経も3~7日間で終わるようになります。

なかには、自分の感覚が整って排卵の時期を感じることができる人もいるようです。

月経のペースが整うので、「次はいつくるのかわからない」と不要な心配をしなくてすむようになります。

2 体の変化を予測し、受け止められるようになる

月経周期が整い出すと、月経前や月経中のイライラする時期が事前にわかるようになり、対人関係のトラブルも回避できるようになります。

また、自分自身の体と心のリズムがわかってくると、「今日みたいに冴えない日もあるさ」と、どんな自分も受け止められるようになり、体調によって振り回されることがなくなります。

3 月経中を、心地よく過ごせるようになる

子宮を温める生活を心がけると、自分の体の状態に自然と意識が向き始めます。そのため、毎月の月経が楽しみになってきます。

月経中は子宮をゆっくり休ませたくなるので、無理をせず、リラックスした過ごし方ができるようになるでしょう。

4 ちょっとした体や心の変化に気づけるようになる

2章でも説明しますが、月経中の体調や気分、経血の状態などを観察することで、自分の体や心の変化を感じ取れるようになります。

また、感覚が研ぎ澄まされてくるので、たとえば、おりものの色が普段と違う、なんとなくだるい感じがする、いつも感じない痛みがあるなど、ちょっとした体の変化に敏感になり、病気の早期発見や体調管理に役立ちます。

5 お肌の調子が整い健康美人になる

月経の終わり頃から次の排卵期にかけて、エストロゲンという女性ホルモンが分泌されます。このホルモンは、髪にツヤを与えたり、肌に弾力や潤《うるお》いをもたらしたりと、女性らしさを司るホルモン。月経が整うことで、エストロゲンの分泌が正常化し、お肌の調子を整えてくれます。

他にも、エストロゲンには、血管や骨を強くしたり、脳や自律神経の働きを促進させたりなど、健康維持の効果もあります。子宮をぽかぽかにすることで、ホルモンの恩恵を受け、美しく健康になれます。

6 美しいボディラインになる

子宮のめぐりがよくなると、体全体のめぐりもよくなり、ホルモンバランスも整っていきます。すると、血液やリンパが流れているおっぱいもその影響を受けるので、体全体が整って美しいボディラインがつくられていきます。

7 基礎体温がベースアップする

全身のめぐりがよくなると、子宮を含めさまざまな臓器の代謝がアップするので、その分、体の熱が発生し、基礎体温が上がります。

現代人は50年前の人と比べると、０・３℃ほど基礎体温が低いというデータがありますが、子宮を温めて基礎体温が上がると、免疫力がアップし、病気にもかかりにくくなります。

8 笑顔が輝き、人間関係がよくなってくる

子宮が温まると「ゆるむ」ことができるようになるので、あなたの笑顔が増えてきます。その笑顔に相手も癒され、これまでうまくいかなかった人間関係がどんどん好転していくでしょう。

周りの人を温める素晴らしい笑顔、それはぽかぽか子宮でつくられます。

9 整理整頓ができるようになり、ムダな買い物が減る

ぽかぽか子宮と片づけ、どこに接点があるの?と思われた方もいらっしゃるでしょう。実は、とても深い関係があります。ぽかぽか子宮がつくられると、自分自身の心地よい感覚がわかるようになるので、自分が何を求めているのかがわかるようになってきます。すると、「自分の感覚に合っていない」と感じる洋服や物、資料などは思いきって捨てることができるようになるのです。当然、ムダな買い物も減ってくるので、家の中がスッキリし始めます。

10 五感が働き出す

ぽかぽか子宮になるということは、ぽかぽかな自分になるということです。心がぽかぽかになると、自分を信じられるようになるので、それまで気づかなかった感覚が目覚め出し、五感でいろいろなことを感じ取れるようになります。

たとえば、木々の芽吹く香りを感じたり、雨の音の変化を聴き分けられるようにな

ったり、微妙な色彩の変化に気づいたり、素材本来の味を感じられるようになったり。感性が豊かになり、人生が彩られ始めます。

11 女性である自分をより愛おしく思える

ぽかぽか子宮をつくるということは、女性だけの素晴らしい臓器である子宮を大切に扱うこと、自分自身の性を肯定することでもあります。「ありのままの自分」を認め、女性の体で生まれてきたことを愛おしく思えるようになる、そんな感覚で満ちあふれます。

12 赤ちゃんが授かりやすい状態になることもある

子宮を温めると、月経やホルモンバランスも整ってきます。すると、命が授かりやすい方向に向かいます。心も体も穏やかな状態、どんな自分も受け止めてリラックスしている状態でいると、しなやかな女性としての本能が目覚めるようになるのです。

子宮が冷えるとどうなるの？

子宮が温かくなると、体全体のめぐりがよくなり、体調も良好、心も前向きになることをお話ししてきました。

では、子宮が冷えるとどうなるのでしょうか？

子宮は体の奥にあるため、直接温めることが難しい臓器でもあります。そのため、体の表面は温まっているけれど、内側にある子宮は温まっていない、という女性も多いのです。特に、運動不足だったり、ストレスの多い毎日を送っている方は、血液のめぐりが悪くなり、子宮が冷えている可能性もあるので要注意です。

ここでは、子宮が冷えると、体や心にどんな影響があるのかを見ていくことにしましょう。

1 月経トラブルが増える

子宮が冷えるということは、体全体のめぐりが悪いということです。体のめぐりが悪くなると、子宮や卵巣にまで血液が回らなくなるので月経トラブルも頻発し、月経が面倒でやっかいなものに思えてきます。

また、月経トラブルが続く場合、なんらかの病気が隠れている可能性もあるので、専門家に相談することも必要です。

2 頭痛、肩こり、便秘、冷え、肌荒れを引き起こす

血液やリンパなど体全体のめぐりが悪くなっている状態を放っておくと、頭痛や肩こり、便秘、手足の冷えなど不快症状を生み出す原因となってしまいます。

また、排卵を促すホルモン、エストロゲンは美肌をつくるホルモンでもありますが、子宮が冷えると、エストロゲンの分泌が正常に機能しなくなるので、肌も潤わず、荒れやすくなってしまいます。

3 かかとがカサカサになったり、冷えたりする

足や手には、体の各部位に相当するゾーンがあり、かかとの部分は子宮と卵巣のゾーンを表します。つまり、子宮が冷えていたり、いい状態でないときは、かかとがカサカサになっていたりすることが多いのです。

また、かかとは全身の末端部分でもあるので、ここがカサカサで冷えているということは、全身のめぐりがよくないという証拠です。

4 下半身が太くなる

下半身には、大腿筋《だいたいきん》や大臀筋《だいでんきん》のように、代表的な大きな筋肉があり、人間の筋肉の約70％が集中していると言われています。子宮が冷えているということは、体全体のめぐりが悪いので、当然、大きな筋肉のある下半身の代謝もよくありません。

下半身のめぐりが停滞すると血液を上半身に戻す力も弱くなり、下半身に血液や体内の水分、老廃物などが滞ってしまうので、下半身が太くなってしまいます（下半身

のエクササイズについては4章をご覧ください）。

5 気分の波が激しくなり、人間関係のトラブルが増える

子宮が冷えているときは、自律神経の交感神経が優位になり、戦闘モードになっています。そのため、テンションが上がったと思ったら落ち込んでみたりと、気分の波は大荒れ状態に。イライラしたり、怒りっぽくなるなど、気分のムラが著しくなり、ちょっとした相手の言葉に警戒したり、相手を威嚇《いかく》したりと、人間関係のトラブルを抱えやすくなってしまいます。

6 すべてが面倒になり、ネガティブ思考になる

仕事に行くのが面倒くさい、自分なんてどうなってもいいと感じる、自分に価値を見出せない……。こんなときは、子宮が冷えている可能性があります。自分を大切に思えないので、自分で自分にダメ出しをしてしまうことが多くなります。

7 授かる力が弱まることもある

心も体も閉じているとき、体はこわばって緊張しています。赤ちゃんを授かるには、体の緊張をゆるめ、めぐりのいい体にしておく必要があります。

女性であることを喜び、命を宿す器を持って生まれてきた自分を愛し、認めることができずにいると、赤ちゃんもなかなか身をゆだねて降りてくることができない場合もあります。

ぽかぽかと温かい子宮と冷えた子宮、あなたはどちらを選びますか？　誰もが前者を選びますよね。

物理的に外側から温めたり、食べ物などを通して体の中から温めたり、心のあり方を見直して心から温めたり。いろいろな方法で温めることが可能です。子宮の温め方については、４章で詳しく説明しているので、楽しく実践してくださいね。

子宮を慈《いつく》しんで、ぽかぽかにしてあげましょう！

子宮と自律神経の驚くべき関係

子宮が温まっているとき、冷えているとき、それぞれにどのようなことが起きるのかについてお話ししてきましたが、どちらの場合も心に影響を与えていることがおわかりでしょう。いったい子宮と心はどのようにつながっているのでしょうか？

そこで、まず知っておきたいことは、子宮と自律神経の関係です。子宮は自律神経とどうかかわり合っているかがわかると、子宮と心の関係も見えてきます。

私たちの体には、無意識のうちに血流や呼吸、体温などを調節してくれている自律神経というありがたいシステムがあることは、前にお話しした通りですが、その自律神経には、戦闘モードで緊張するように働く交感神経と、ゆるゆるモードでゆるむほうに働く副交感神経があります。

たとえば、びくびくと緊張しながら生きていると、体中に力が入り、戦闘モードの交感神経が優位になります。その結果、心臓はドキドキと速く脈打つようになり、全身の筋肉は緊張から硬くなり、末梢血管《まっしょうけっかん》の収縮によって手足が冷たくなってきます。

一方で、お風呂などに入ってリラックスしたり、ゆったりと食事をしたりしたあとは、ゆるゆるモードの副交感神経が優位になり、全身が弛緩《しかん》して眠くなったりします。

これらの指令を出しているのは、脳の視床下部《ししょうかぶ》という部分です。視床下部が自律神経の司令塔となっていて、さまざまな体の器官が、交感神経と副交感神経の支配を受けているのです。ところが、子宮は主に交感神経からしか支配を受けません。それは、妊娠中に赤ちゃんを無事に育て守るためです。

妊娠中は、胎児に栄養や酸素を送り込むため、脈拍を増やして血液を子宮に送り込む必要があります。そのため、交感神経が少し優位の状態です。

普通、交感神経の影響を受けると、体はギュッと硬くなり、収縮する方向へと働きますが、子宮は逆をたどります。なんと、ゆるむ方向に働くのです！

早産しそうな妊婦さんに処方されるおなかの張りをなくす「ハリ止め」の薬がありますが、これは交感神経を刺激してゆるませる薬です。

子宮は大きなストレスを受けると自らゆるむ

これら交感神経の影響を子宮が受けるときは、慢性的、長期的なストレスを受けたり、大きなショックを受けたりしたときです。もし、大きなストレスを受けるたびに子宮が収縮してしまったら、せっかく宿した生命を押し出して流産させてしまうことになってしまいます。そうならないように、ゆるんで命を守るのです。新しい命を育む臓器ならではの働きであり、子宮自身を守るための神秘的なシステムなのです。

ところが、妊娠をしていなくても、大きなストレスを受け続けた場合は、交感神経が優位になりすぎて、子宮がゆるんでしまうことも考えられます。

諸説ありますが、そのような場合、月経血を排泄《はいせつ》するために子宮が収縮しないといけないときに十分に収縮が行えず、経血が停滞して子宮内膜症などのトラブルを生んでいるのでは、という考えを提唱する先生もいるようです。

全身のめぐりがいいとき

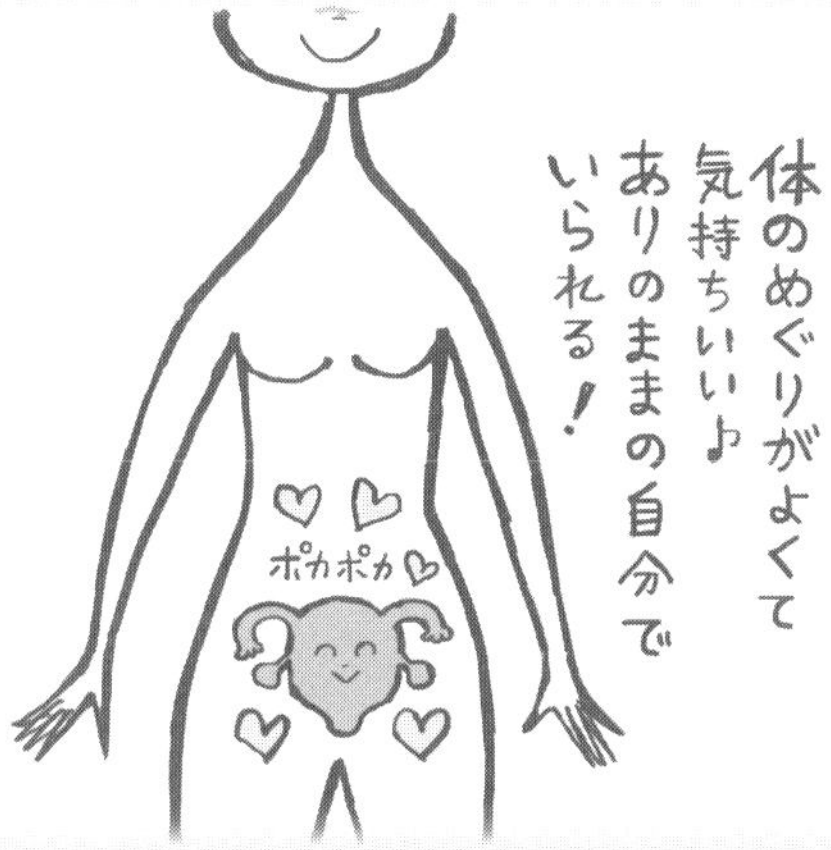
体のめぐりがよくて
気持ちいい♪
ありのままの自分で
いられる!
ポカポカ

全身のめぐりが悪いとき

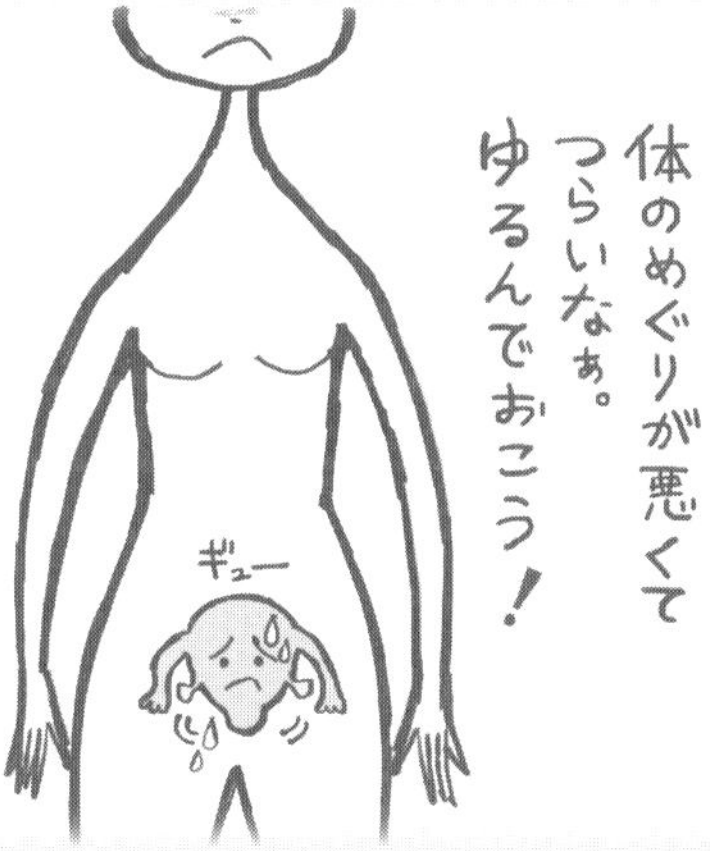
体のめぐりが悪くて
つらいなぁ。
ゆるんでおこう!
ギュー

子宮は基本、とても機嫌がいい臓器です。慢性的なストレスや衝撃的な出来事が起こったときは、自らをゆるませて命を守るために子宮環境を保とうとしますが、それ以外は、自律神経によって大きな影響を受けない独立した臓器といったイメージです。

しかし、だからといって、自律神経のバランスが崩れてもいいかというと、そういうわけではありません。自律神経の支配は一部しか受けなくても、取り巻く環境（全身状態）の影響は受けています。ですから、自律神経のバランスがとれていないと、体全体のめぐりが悪くなり、結果、子宮の血流が悪くなって、子宮が冷えてしまうのです。**子宮にとってよい状態とは、戦闘モードとゆるゆるモード、どちらも心地いい波のように行き来しながら、自律神経のバランスがとれている状態**なのです。

現代人は、ＩＴ機器の普及やストレスなどで、常に戦闘モードの交感神経優位になりがちなので、意識的に交感神経の興奮状態をオフにして、リラックスできる時間を持つことが大切です。副交感神経が働くようになると、全身の自己免疫が整い、めぐる体になっていきます。それは、子宮にとっても喜ばしい状態です。

心地よく生きることを大事にする気持ちが、ぽかぽか子宮をつくるのです。

子宮はネガティブな感情をためやすい

子宮は感情の臓器と言われます。子宮の語源は、古代ギリシア語の「ヒステリア」。すなわち「子宮」という意味で、子宮が体内を動き回るために、ヒステリーが起こるとされていました。〝女性は感情の生き物、男性は理性の生き物〟と言われますが、昔の人は、女性が感情的なのは、子宮があるからだと考えていたのですね。

でも、これはある意味、的を射た説だと思います。なぜなら、子宮はネガティブな感情をためやすい臓器だからです。

体全体のめぐりが悪くなると、体は「新しい命を生み出す」子宮よりも、「生きる」ための臓器である心臓や胃、腸などに、優先的にめぐらせるようになると前に説明したように、体が危機的状態のときは、子宮は出番ではなくなります。そんなとき子宮は、「生きていくためには、私がお休みしなければならないのはしかたないけれど、本当はちゃんと働きたいな～」と思っていることでしょう。子宮にしてみれば、自分らしくいられない不満な状態です。

また、イライラしたり、落ち込んだり、ピリピリしていたりなど感情が荒れ気味のときは、交感神経が優位で体全体のめぐりが悪い状態。こんなとき、自分らしくいられない子宮は、ネガティブな感情をためこんでいくのです。

感情の中に本当の自分が存在している

私は、本当の自分とは感情の中に隠れていると思っています。たとえば、しっかり者に見える人も、本当は「ダメな自分も認めてほしい」「もうがんばりたくない」などと思っていたりするものです。そうした感情は吐き出さない限りたまっていきます。そのたまる場所が、感情の臓器である子宮です。

だからこそ、**「今、子宮はどんな状態なのか」を知ることは、本当の自分と向き合うこと**だと思うのです。

女性に生まれたことを喜べないと、婦人科系疾患になることも

子宮は感情の中でも、特に女性性に関するネガティブな感情がたまりやすい場所と言われています。たとえば、子どもの頃から親に「男の子が欲しかったのに」と言われ続けたり、言葉として言われなくてもそのようなプレッシャーを感じて生きてきたりすると、将来、婦人科系のトラブルを起こしてしまうこともあるのです。

私のお会いした人の中で、オシャレで仕事もできる才女、さらに3児の母という女性がいます。彼女は3人目を産んだあと、子宮筋腫になり子宮を全摘出したのですが、彼女いわく「子どもの頃から男として生まれればよかったとずっと思っていた」と言うのです。

勉強もできて、努力家、しかも、美人で気が利く彼女は、私には女性としてパーフェクトな存在に見えました。しかし、子どもの頃から両親に「長男として生まれて欲しかった」という無言の圧力をかけられて、心を痛めていたのです。

彼女は男の子を望んだ両親を喜ばせるために、がんばって勉強をして、男子に負けない実力をつけるようになりました。表面的には女性らしくあっても、本当の自分は、自分が女性であることに負い目を感じていたのです。だから、女性の象徴でもある子宮に疾患が起こり、摘出するという出来事が起こったのかもしれません。

彼女自身は子宮を全摘出（子宮ロス）しなければならなくなったとき、子どもの頃から思ってきたことが現実になったと自覚していたそうです。彼女は子宮ロスを乗り越えて、今はパートナーと素晴らしいセクシャルライフを過ごされています。

このように、自分が女性でいることにマイナスイメージを持っていると、婦人科系のトラブルを起こすケースもあるようです。

男性的に生きていませんか？

時代背景も、婦人科系疾患を引き起こす要素になっていると思います。

それは、偏差値重視、勉強ができれば「いい子」、できないと「ダメな子」というレッテルを貼られてしまう現代社会のあり方のせいかもしれません。

女性も男性と同等に働くことが当たり前の社会では、がんばって周りから評価されることを優先するあまり、自分の気持ちをないがしろにして、男性的に生きていく女性も多くなっているように思います。「男に負けてはいけない」「男性以上にがんばらなければ」という想いで体を酷使し、女性であることを心底楽しめていないときも、子宮はトラブルを起こしたりすることもあります。

また、自分を大事に思えない自己肯定感の低さから、ポジティブなセクシャルライフを楽しめなかったり、安心できないセックスを許してしまったり、場合によってはセックスに依存してしまい心のトラブルを起こしてしまったりすることもあります。

こうして、**自分をないがしろにした結果、子宮の病気になることもあります。**

あなたの子宮は今どんな状態ですか？

ときには、子宮に意識を向けてあげましょう。それは、あなた自身と向き合うことでもあるのですから。

子宮を冷やす控えたい習慣

これまで、心のあり方が子宮を温めも冷やしもすることをお話ししてきましたが、実際に冷たいものを食べすぎたり、飲みすぎたり、またあまり体を気づかうことのないライフスタイルを送ることで、子宮が冷えてしまうこともあります。

そこで、どんな生活が体、そして子宮を冷やしてしまうのかを見ていきましょう。

1 ファーストフードが多い食生活

忙しさのあまり、インスタント食品が中心の食生活だったり、菓子パン1個やおやつで終わりのような生活をしていませんか？

すぐ食べることができて便利な反面、ぽかぽか子宮の元気の素でもある血液や、体全体の栄養素不足につながります。**子宮を温めるには、しっかりとバランスのとれた食事、そして、温かいものを食べることがなによりも大切**になってきます。

また、テレビを見ながら、新聞を読みながらなどの「ながら食べ」もよくありません。本来食事とは、しっかり味わいながら食べることで、体と心の栄養につながっていきます。けれども、「ながら食べ」をしてしまうと、「何を食べているか」「どんな味か」といった食事に対する感覚をオフにしてしまうので、食事を十分に味わうことができなくなってしまうのです。4章を参考に、大切なあなたの体、大切な子宮のためにも和食をメインに味わいながら食べる習慣を身につけましょう。

2 冷たいもの、甘いものを好んで食べる

アイスが好き、キンキンに冷えた冷たい飲み物が好き、チョコレートが好き、キャンディが好き……。なかなかやめられなくて困っている人も多いでしょう。

冷たいものは物理的に体温を下げ、交感神経優位の体にしてしまいます。すると、

末梢血管の血流が悪くなり血液が全身に行き渡らなくなるので、子宮も冷えてしまいます。

また、甘いものの摂りすぎには注意が必要です。糖分を摂りすぎることにより、体が酸性に傾きます。すると、体はその状態を改善しようと体内のカルシウムを使い、アルカリ性に体内環境を整えようとするのです。カルシウム不足はイライラだけでなく、筋肉を弛緩させてしまうこともあるそうです。なので、どんなものも摂りすぎないこと。「バランスをとる」ことや「ほどほどに」という考え方が大事です。

でも、どうしても食べたいときもありますよね。実際、アイスクリームを食べると、幸せなときに出る「オキシトシン」というホルモンが分泌されるという説もあります。ですから、気持ちよく「おいしい!」といって食べれば大丈夫。決して、「ああ、食べちゃった」などと後悔しないことが重要です。

3 運動不足

どこでも車で移動、電車の席が空いていたらすかさず座る、すぐ疲れる、動きたくない……。思い当たる方はいませんか？

家から一歩も出ないでネットで買い物、階段を使わずエレベーターやエスカレーターで移動、自転車は電動式など、とても便利な時代となりました。しかし、私たちは便利を代償に、体を使わなくなり「体力（体の持っている力）」を失ってきているように思います。

文明の力を使わずに生きるほうが素晴らしいと言っているわけではありません。不便な場合、体調が整わないとき、介護や子育て期で移動が大変なときは大いに活用することをおすすめします。ただ、その一方で、いろいろな便利なものが私たちの体力を低下させていることを、ぜひ知ってほしいのです。

体を温めるため、めぐる体を持つ自家発電女子になるためにも、筋肉はとても大切な存在。ジムにいってわざわざ筋トレをしなくても、日常生活で便利なものを少し控えて、自分自身の「体の力」を感じる運動を取り入れていきましょう。

運動不足は「めぐり」を著しく低下させる原因です。特に下半身の「めぐり」が悪いと、子宮のめぐりも悪くなります。筋力の低下、めぐりの停滞はどちらもマイナスの作用に働くので気をつけましょう（めぐりのよくなる体操は、4章を参考に）。

4 エアコンに頼りきった生活や薄着

日本には春、夏、秋、冬を感じる四季がありますが、エアコンが普及して以来、四季に逆らって生活していると思われるようなことが多々あります。

たとえば、真冬でも暖房のきいた室内でアイスクリームを食べたり、真夏でも長袖を着こむくらいまで室温を下げた部屋にいたり。これでは**外気との温度差に体がついていけず、自律神経のバランスを崩し、子宮を冷やしてしまいます。**

また、極端に体を冷やしてしまうような服装も見かけます。特に、手首、足首、首回りなど「首」のつく部分は、皮膚と大切な血管の距離が近いため、露出しすぎると体全体を冷やしてしまうことにもつながります。

じっとしているだけで汗が流れ出てくるような暑い日に、エアコンを止めて脱水症状になってもいけませんが、少し汗ばむくらいの温度にエアコンを設定して、その季節の温度に体を慣らしてみましょう。

露出の多い服装でオシャレをした日の夜は、ゆっくりお風呂に入って体を温めるようケアをするなど、バランスのとれた生活を送ることが大切です。

5 液晶画面の光を見る

携帯、モバイル、パソコン、ゲームなど。毎日の生活で、液晶画面と向き合わない日はないというくらい、ＩＴ機器が普及しています。

近年、さまざまな不調が「自律神経失調症」という形で現れるようになりましたが、**液晶画面の光は交感神経を優位に導き、自律神経のバランスを崩しやすくなる**と言われているので要注意です。

常にスマートフォンやゲームを手放せない、1日中パソコンの前に座っているという人は、1日のうちの30分間でも1時間でもＩＴ機器に触れない時間を持つように心がけましょう。

また、枕元に携帯を置いていると、つい眠る直前まで触れてしまいがちですが、できる範囲で携帯に触れる時間を減らすようにしてみましょう。

意識的にＩＴ機器を遠ざけることを習慣にして、交感神経優位の状態を少しでもやわらげていきましょう。

6 環境ホルモンの影響

1980年頃から問題になり始めたのが、環境ホルモンです。環境ホルモンとは、生物のホルモンの働きを狂わせてしまう物質の総称のこと。

食べ物に含まれている着色料や保存料、食品添加物、農薬といった化学物質だけでなく、お惣菜コーナーで売られているお弁当の容器や石油系合成繊維でつくられた衣料や生活用品などからも溶け出しています。これらの**環境ホルモンは子宮や卵巣に影響を及ぼし、さまざまな婦人科系疾患を引き起こす**ことが報告されています。

しかし、今の時代を生きる私たちは、環境ホルモンを避けて過ごすことは不可能です。ある程度は気をつけることができても、「あれもダメ」「これもダメ」と過敏になりすぎると、それがかえってストレスとなり、交感神経が優位になって体を冷やしてしまいます。

体にやさしいものを選びながら楽しく暮らすことや、今あるものに感謝の気持ちを持つことなど、できるところから整えていきましょう。すると、自律神経のバランスが整い、女性ホルモンのバランスもとれてくると思います。

2章

月経は女性にとってのバロメーター

月経のときの症状、
経血の状態を観察すると、
今の自分自身の体と心の状態が
見えてきます。

月経は「小さなお産」

あなたは、毎月くる月経をどのように感じていますか？

「またきちゃった。面倒くさい」「早く終わらないかな～」「デートの日に生理になるなんて、ついてない……」。こんなふうに、ネガティブにとらえていませんか？

月経は女性にとって、とても大切なものです。「命を宿す器」である子宮は、命を生み出すために準備をしています。その準備こそが、月経なのです。

先人の教えでは、〝女性は子どもを出産することで、肉体が完成する〟とまで言ったそうです。妊娠・出産は、子宮、そして自分自身を新しく生まれ変わらせるような大きな出来事ですが、**月経も、毎月子宮内膜を新しく取り替えるために起こる出来事で、「小さなお産」と呼ばれる**ほど重要な意味を持っています。

女性にとって長い付き合いとなる「月経」ですが、どのようにして起こるのか、ご存じですか？　自分の体で起こっていることなのに、なぜ起こるのか、どうやって起こるのかを知らない女性は意外に多いものです。自分の体で起こることを理解するのは、自分自身をより深く見つめることにもつながります。

そこで、月経のしくみを復習していきましょう。

月経を起こす司令塔はどこにあるのかを起こす、起こさないの指令は脳が出す

さて、月経を起こす司令塔はどこにあるのかというと、「脳」にあります。脳の中でも「視床下部《ししょうかぶ》」と言われる部位で、ちょうど脳の中央部分、目の後ろの奥のほうにあって、切手くらいの大きさです。その視床下部の下には、小指の先くらいの大きさの「脳下垂体《のうかすいたい》」というホルモン分泌器官がくっついています。視床下部と脳下垂体、脳の中にあるこの小さな器官が、月経をコントロールしているのです。

まず、視床下部の指令により、脳下垂体から「卵胞《らんぽう》刺激ホルモン（ＦＳＨ）」が分泌され、卵巣で卵胞が成熟していきます。

女性ホルモンの分泌

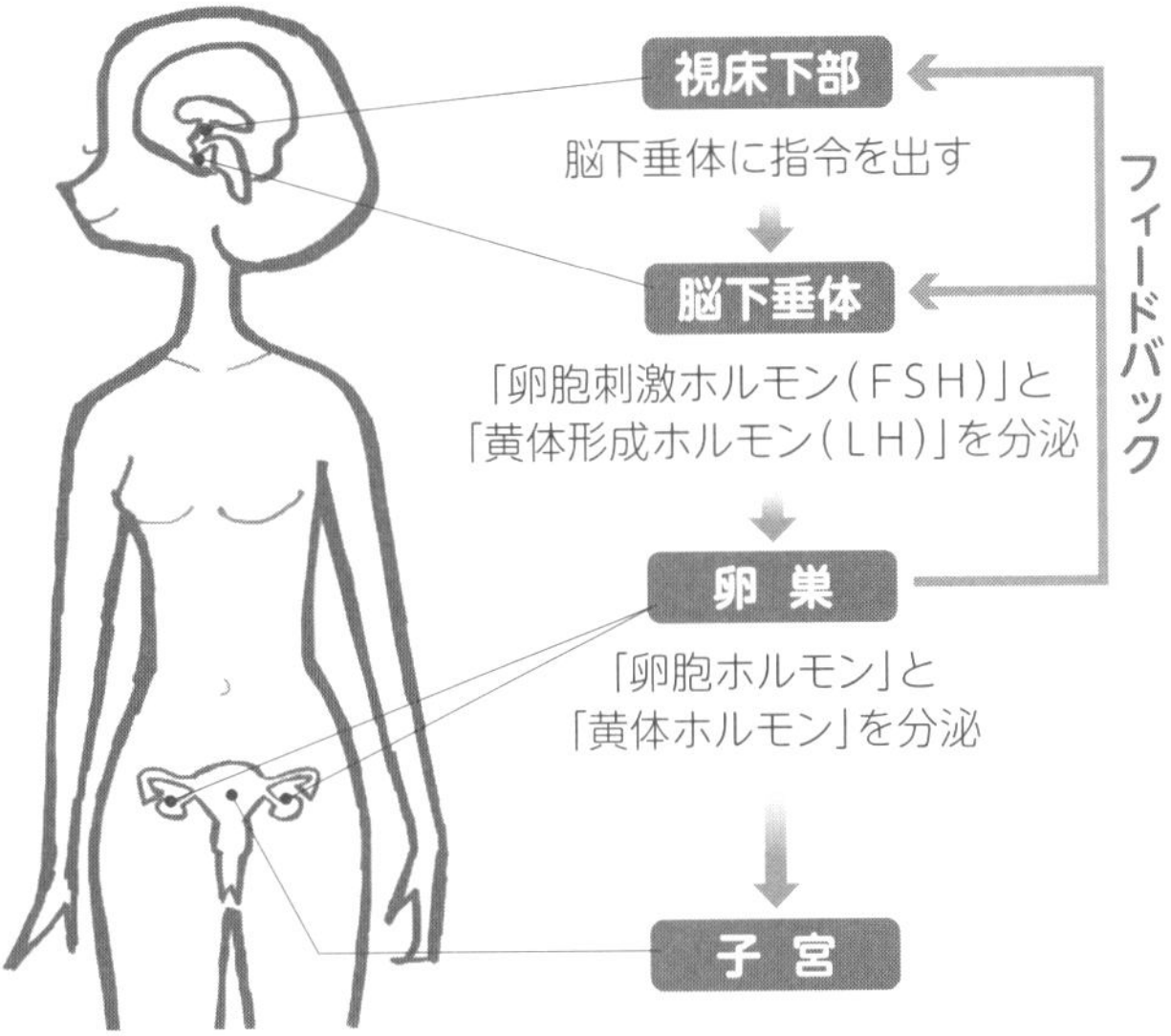

月経と女性ホルモンの変化

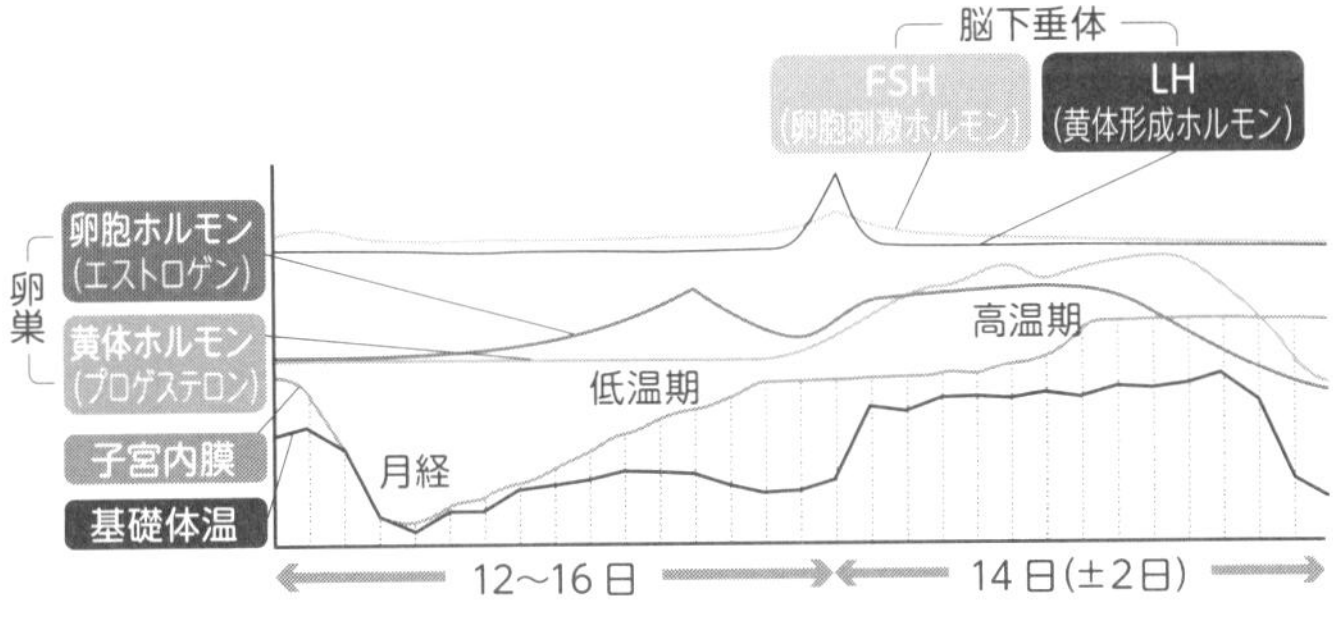

それにともなって、卵胞ホルモン（エストロゲン）の分泌が始まり、子宮内膜が少しずつ厚くなっていきます。10日ほどたつと、増加した卵胞ホルモンの影響を受けて、脳下垂体からもうひとつの「黄体《おうたい》形成ホルモン（LH）」が分泌され排卵が起こります。

排卵後、卵胞が変化してできた黄体から黄体ホルモン（プロゲステロン）が分泌されて内膜をさらに厚くし、妊娠できる状態をつくります。

排卵してから約14日後、受精や受精卵の着床《ちゃくしょう》が起こらなければ、子宮内膜は経血として子宮内壁から剝《は》がれ落ち、流れていきます。これが月経です。

このように、女性ホルモンが複雑に作用しあって、月経は起きているのです。

では、その女性ホルモン、どれくらいの量が出ているかというと、なんと、**一生でティースプーン1杯程度**しか分泌されないごく微量のものなのです。わずかな分泌量の変化が、月経トラブルや体調の崩れなどを引き起こしているのですね。

これほどまでに精妙なしくみが、すべての女性の中に備わっているのですから、女性の体というものは、本当に神秘的です！

卵巣には、排卵のたびに負担がかかっている

今、妊活《にんかつ》（妊娠のための活動）中の女性が急増しています。スマートフォン向けアプリの情報サイト「ルナルナファミリー」の調査（2014年8月）によると、現在、妊娠中の女性の2人に1人、子育て中の女性の3人に1人が妊活をして授かったという報告もあるようです。私たちの母親の時代は、結婚すれば子どもができるのが当たり前だったのかもしれませんが、今は月経トラブルも多く、欲しくてもなかなか授からない、そんな時代になっているのです。

その背景には、さまざまな理由があります。そのひとつとして、女性の社会進出により結婚、出産が高齢化したこと、一生のうちに産む子どもの数が少なくなり、月経回数が多くなったことも、大きな影響を及ぼしているように思います。

私たちは月経のたびに排卵をしますが、卵子の入っている卵巣には出口がないので、卵巣の壁を破って排卵します。ハリの穴ほどの小ささなので大出血するわけではありません。ですが、破けたら修復が必要になるので、月経回数が多い人ほど卵巣を酷使していることになります。

また、年齢を重ねるほど卵巣の機能もゆっくりと衰えていきます（卵巣は右と左にありますが、どちらかの一番いい状態の卵子を排卵するようになっています）。

昔の女性は月経回数が少なかった！

昔の女性は「子だくさん」でした。ひいおばあちゃん、おばあちゃん世代のお話を聞くと、５人以上兄弟がいることは当たり前、10人兄弟という家も珍しくなかったようです。

さらに、明治時代の女性は、今の女性と比べて、初潮が始まるのが14～15歳と遅め、結婚適齢期は18歳くらいと10代後半、気がつけばおなかに子どもがいる、もしくは乳飲み子を抱えているといった状態でした。20～30代の女性は、妊娠、出産を繰り返していたわけですから、一生のうちにくる月経の回数は必然的に少なかったのでしょう。月経回数が少ないということは、排卵回数も少ないということですから、卵巣も元気で卵子の質もよかったのかもしれません。

また、今と違って、電化製品やIT機器などもなく、体を動かして働いたことでしょう。夜暗くなれば寝る、朝太陽が昇れば起きて動き出す。自然に囲まれた中で、神経を刺激するようなものも少なくおおらかに生きていたため、自律神経のバランスがとれていたのかもしれませんね。そのような理由から、月経トラブルも少なく、妊娠もしやすい体だったのだと思います。

妊活中の方の中には、姑さんや、両親から「子どもはまだなの？」と言われて傷ついている人もたくさんいらっしゃいます。昔とは環境も体も変わってきているので、ある意味、子どもを簡単に授かることが難しくなっているのかもしれません。

だからこそ、**自分自身にもっと意識をフォーカスして生きる**ことが大切になってきます。ぽかぽか子宮を意識した生活をしていれば、自然と体が整ってくるでしょう。自律神経のバランスがとれてくると、月経が整い出し、子宮本来の「子どもを授かる・産む」という機能も回復してきます。

自律神経のアンバランスが引き起こす月経トラブル

「月経周期が定まらなくて、生理がいつくるかわからない」「生理になると頭痛と腹痛で、何もする気になれない」「生理前くらいからイライラが止まらない！」。こんなふうに、月経に関するトラブルを経験している人は、多いのではないでしょうか。

前にもお話ししましたが、月経の期間がずれてしまったり、止まってしまったりする原因のひとつは、体の危機管理の部分によるものです。

脳の司令塔はいつも体を見守っていますが、体全体のめぐりが悪いときは、生きるために動かなくてはいけない臓器に優先的に血液をめぐらせるように指令を出すので、子宮や卵巣への血液のめぐりは後回しになってしまうのです。

また、ストレスが多いと、脳の司令塔である視床下部も正常に働かなくなるため、月経に関するホルモンバランスも崩れ、月経トラブルが起こり始めます。さらに、自律神経のバランスが崩れ、体がギュッと緊張していると、月経のときに頭痛や腹痛なども引き起こしやすくなってしまいます。

実は、入学・入社してすぐの女性は、月経トラブルが多いというデータもあります。新しい環境になじむまでの間、精神面での緊張状態が続くと、自律神経のバランスが崩れ、体も緊張状態になったり、ホルモンバランスも悪くなったりして、月経に影響が出てしまうのですね。そんなときは、体を休めたり、心地いいと感じることを意識的にすることで、自律神経のバランスが整い改善されていきます。

しかし、何をしても痛みが治まらない、痛み止めを飲んでも一向によくならないなどの場合は、子宮が腫《は》れたり、卵巣が腫れて「チョコレートのう腫《しゅ》」ができる子宮内膜症が考えられます。いつもと違う症状を感じたり、日常生活が滞るほどつらいときは、我慢せずに病院を受診するようにしてください。

次によく起こりがちな月経トラブルについてあげました。婦人科での診察を受ける場合は、68〜69ページで紹介している基礎体温をつけて持参すると役立ちます。

月経時に起こりやすいトラブル

月経周期トラブル

正常な月経周期は25～38日ですが、それより長かったり、短かったりする場合は、月経周期トラブルの可能性があります。ただし、月経リズムの安定しない思春期は、月経周期が整わないことも、よくあります。

・頻発《ひんぱつ》月経　（月経周期が24日以内）

月経周期が短い月経のこと。月経のときに排卵が起きない無排卵性月経であることが多く、その影響で周期が早まります。

ホルモンバランスが不安定な思春期にもよく見られますが、ストレスや過激なダイエットなども大きな原因のひとつです。

頻繁《ひんぱん》に月経がくるため（1カ月に2回起こることも）、経血が増えて貧血を起こすこともあります。

・稀発《きはつ》月経　（3カ月以内に次の月経が始まるが、39日以上空く）

月経周期が長い月経のこと。原因として、無排卵性月経や、卵巣で卵胞が育つのに時間がかかっている場合などが考えられます。

急激なダイエットや急な体重増加、過度のストレスが影響していることもあります。

・続発性《ぞくはつせい》無月経　（今まで順調だった月経が3カ月以上こない）

普通にあった月経が3カ月以上こない場合をさします。原因はさまざまですが、大きなストレスがある、激しい運動をした、急激な体重の増減があったなどが考えられます。

また、脳によるホルモンの調整がうまくいかなくなっていたり、子宮、卵巣機能になにかしらトラブルが起こっていたりすることも。原因を特定するためにも、婦人科を受診してください。

・原発性《げんぱつせい》無月経（18歳を過ぎても初潮がこない）

染色体トラブルや子宮の奇形、卵巣機能のトラブル、膣の壁がふさがっている膣閉鎖症などの原因が考えられます。婦人科での受診が必要です。

経血のトラブル

月経のときに排出される、血液や粘膜などの子宮内膜を含む出血を「経血」といい、一般的には、ひと月1回の月経で20〜140㎖くらいの量が出ます。

経血が多すぎる、少なすぎる場合も、月経が正常ではないサインです。

・月経過多《かた》（量が140㎖以上で出血量が多い）

1時間でナプキンを交換しないと血液がもれてしまうほどの経血の量で、レバーのような血液の塊《かたまり》が出ることもあります。

子宮筋腫や子宮内膜症の可能性が考えられますので、必ず婦人科を受診してください。

・月経過少《かしょう》（量が20㎖以内で、1〜2日で終わる）

ナプキンが必要ないほど経血量が少なく、月経も1〜2日で終わってしまいます。

無排卵性月経の場合、経血が少なくなるケースも多いので、月経過少が続くようであれば、婦人科での受診が必要です。

体と心のトラブル

月経のときに起こるトラブルはさまざまです。ここでは、代表的なものをあげました。

月経困難症（月経中に不快な症状が起こる）

腹痛、腰痛、頭痛、だるさ、不眠、下痢、肩こり、むくみ、吐き気などさまざまな不快症状が、月経中に起こります。なかには毎回寝込むほどひどい月経痛に悩まされていると いう方も。体を温めたり、適度に動かしたりすると症状の緩和につながることもあります。

器質性《きしつせい》月経痛（子宮のトラブルからくる痛み）

子宮筋腫や子宮内膜症などがある場合、月経時に激しい痛みを感じることがあります。いつもと違う痛みや生活に支障が出るほどの痛みのときは、婦人科を受診してください。

月経前症候群（PMS）（月経前に不快な症状が現れる）

月経が始まる約3～10日前から、不快な症状が現れ出し、月経が始まるとその症状はなくなります。女性ホルモンのバランスの変化によって起こるもので、腹痛、頭痛、肩こり、腰痛、むくみ、下痢、眠くなる、不眠、手足の冷え、イライラする、食欲が増す、憂鬱《ゆううつ》になるなど、症状はさまざまです。

排卵時出血（排卵時に出血が見られる）

月経と月経の間に2～3日、少量の出血が見られる症状です。排卵時に、一時的にホルモンバランスが変動して、子宮内膜が少しだけ剝がれて出血することがあるのです。

基礎体温の低温期から高温期へ変化するときに出血が見られる場合は、排卵時出血の可能性があります。心配な場合は、婦人科を受診してください。

基礎体温は自分を知るツール

「基礎体温」をつけたことはありますか？　私は看護学生時代に授業で習ったときに初めてつけました。そのあとは、月経不順があった20代前半や、子どもを授かりたいと思ってもなかなか授からなかった20代後半にもつけていました。今でも、月経周期が崩れたときなどに基礎体温をつけて、自分の体の状態を確認しています。こんなふうに、いつでも手軽に始められるのが基礎体温の計測です。

基礎体温とは、通常測る体温とは異なり、体の動きに影響を受けない「基礎」の「体温」のことです。女性ホルモンの変動によってこの基礎体温が変化するため、基礎体温を測れば今の体の状態、子宮の状態がわかるようになるのです。まさに、自分を知るバロメーターと言えるでしょう。

基礎体温をつけるといい理由

そうはいっても、基礎体温をつけるなんて面倒だと思う人もいるでしょう。ですが、基礎体温をつけることで、さまざまなメリットがあるのです。

まずは、「**自分の月経周期を把握できる**」ようになることです。基礎体温は、女性ホルモンの影響を受けて、低温期と高温期に分かれます。ですから、基礎体温の変化によって、「今が排卵時期だ」「高温期が2週間くらい続いたから、そろそろ生理がくるかな〜」などと、月経リズムを予測することができるようになります。

また、月経トラブルの中には、無排卵性月経が原因のものも少なくありませんが、排卵がないと体温は二層にならないので、「**排卵した月経かどうかがわかる**」ようになります。

そして、月経周期が把握できるということは、「**妊娠しやすい時期の目安を知る**」ことにもつながります。月経が終わり、排卵するまでの低温期の間は、もっとも妊娠しやすい期間ですが、その期間を意識して過ごすことができます（ただし、あくまで目安です)。

排卵後、高温期が16日以上続く場合は、妊娠の可能性があります。**「妊娠初期はほとんど気づけない妊娠の可能性を早期に発見する」**ことができます。

それだけではなく、**「体調の変化に気づきやすくなる」**というメリットもあります。私たちが体温計で体温を測るときは、風邪をひいたときくらいですよね。でも、基礎体温をつけるようになると、自分の体温の変化を数字で知ることができるので、早い段階で「今日はいつもと違う」「体調が下り坂かも」など、体温の変調に敏感になり、体調管理に役立ちます。

最後に、なんといっても、**「自分に意識が向く」**ことです。

基礎体温をつけるということは、自分の体、特に子宮の状態と向き合うことでもあります。自分の一部でもある子宮を大事にするということは、自分自身を大切にすることにもつながります。

すると必然的に、子宮をぽかぽかにする、優しい生き方をしたくなるものです。自分を愛し、自分らしく生きる**「自愛」**も芽生えてくるかもしれません。

オリジナルの基礎体温日記をつくろう！

方眼ノートなどに左のような基礎体温表をつくり、チェックしてみましょう。市販のものを使ってもかまいません。約3カ月続けてみると、自分の基礎体温リズムを把握できます。

記入すること

毎日の体温
朝目が覚めたら、布団から出る前の安静な状態で基礎体温を測ります。体温計は寝たまま手を伸ばせば取れる枕元や、ベッドサイドなどに置きましょう。舌の裏側で一番根元の部分に体温計の先を置いて測ります。測る位置は、毎回同じ場所になるように。

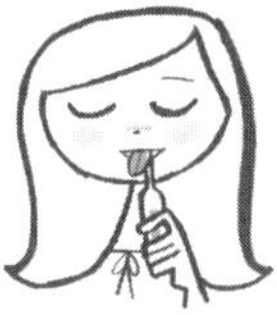

月経周期
月経が始まった日を１日目として、月経周期の日数を記載。次の月経がきたら、その日をまた１日目とします。

経血の量
経血の量の変化を棒グラフで記録します。

メモ
経血の状態（色、粘り気など）、おりものの様子、体調について（イライラ、スッキリ、だるい、腹痛、頭痛など）、内服した薬など、体や心の小さな変化を自由に書き込みましょう。また、飲みすぎ、残業続きでヘトヘト、デートでラブラブ、薄着をして体が冷えた、冷たいお茶を飲みすぎた、イライラして食べすぎたなど、体調に影響を及ぼしそうな出来事も書き込んで。

婦人体温計の選び方

微妙な体温の変化を測るため、メモリを細かく刻む「婦人用体温計」を使用します。10秒で測れるものや、スマホのアプリと連動させて記録できるもの、体温計の小さな液晶画面に基礎体温を自動的に記録してくれるもの、就寝時に衣服にはさんでおくだけで自動的に体温を測ってくれるものなど、さまざまな種類があります。自分に合った婦人体温計を選びましょう。

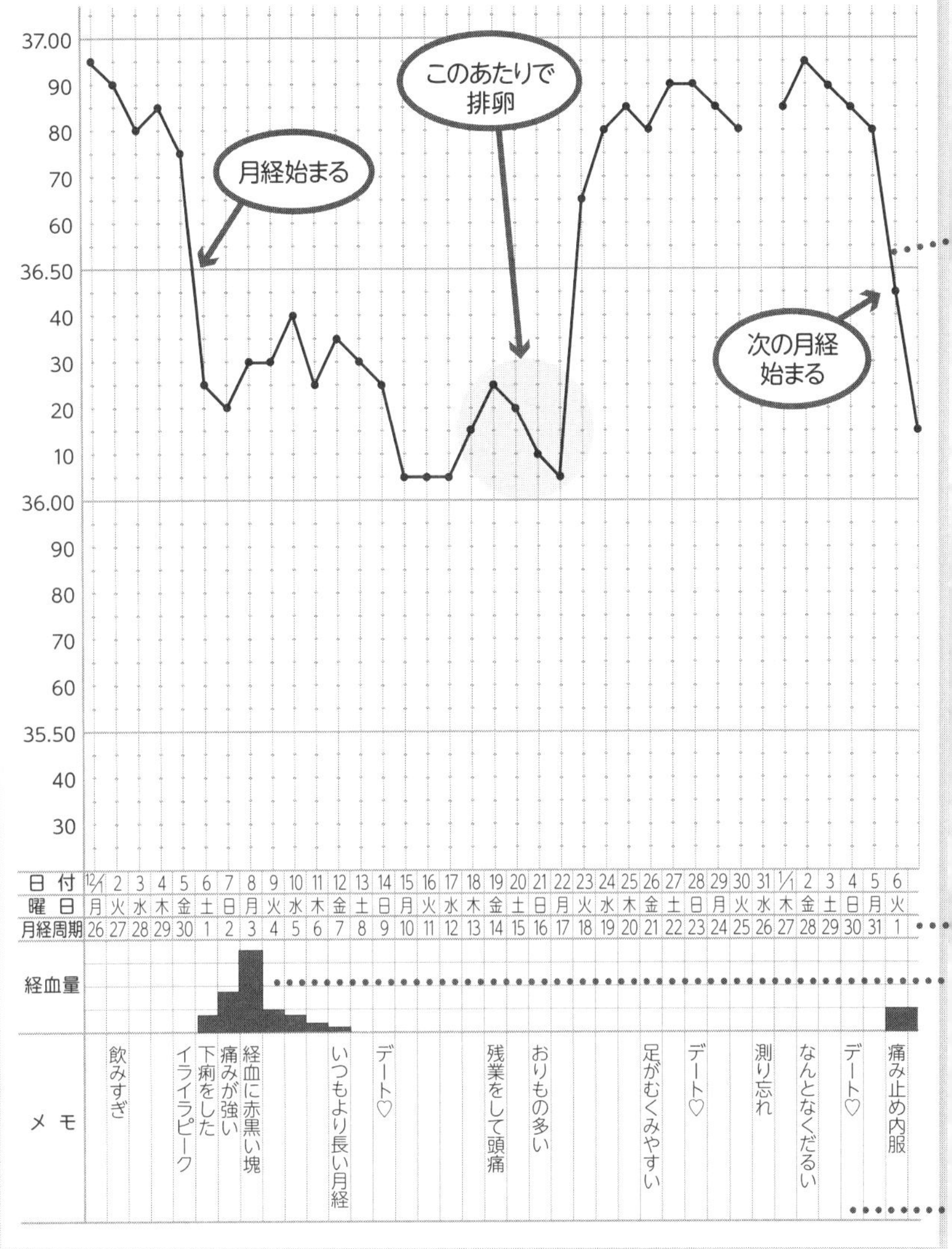

日付	12/1	2	3	4	5	6	7	8	9	10	11	12	13	14	15	16	17	18	19
曜日	月	火	水	木	金	土	日	月	火	水	木	金	土	日	月	火	水	木	金
月経周期	26	27	28	29	30	1	2	3	4	5	6	7	8	9	10	11	12	13	14
経血量																			
メモ		飲みすぎ			イライラピーク	下痢をした	痛みが強い	経血に赤黒い塊				いつもより長い月経		デート♡					残業をして頭痛

日付	20	21	22	23	24	25	26	27	28	29	30	31	1/1	2	3	4	5	6
曜日	土	日	月	火	水	木	金	土	日	月	火	水	木	金	土	日	月	火
月経周期	15	16	17	18	19	20	21	22	23	24	25	26	27	28	29	30	31	1
経血量																		
メモ		おりもの多い					足がむくみやすい		デート♡			測り忘れ		なんとなくだるい		デート♡		痛み止め内服

経血は今の自分の体と心の状態を教えてくれる通信簿

ナプキンを交換するとき、経血をじっくりと観察したことがありますか？ **経血は月経が起こるまでの間、あなたがどんな生活をしてきたかを教えてくれる通信簿**です。たとえば、お肉をたくさん食べると経血のにおいがきつくなったり、イライラして体と心が冷えるとドロッとした塊のような血液が出てきたりします。

ですので、毎回の経血をよく観察してみましょう。自分の経血の状況を把握することで、いつもと違う変化に気づくことができるようになります。

左に、参考までに東洋医学の経血の状態からわかる体調や改善策をあげました。複数の状態が重なるケースもあり、すべてが当てはまるわけではないのですが、経血を観察する際に役立ててください。

◎経血の状態と体調の関係

経血の状態	体調&改善策
暗赤色。 （いつもの経血より少し濃いめ）	気のめぐりが悪くなっている状態。深呼吸をしてストレス発散を心がけて。
薄い赤色。さらっとしている。	血が不足気味。血を補う食材を意識して摂りましょう。
ピンク色の水のように、サラサラ。	慢性的に気が不足していて、疲れやすく、胃腸の調子も悪い状態。体を温めたり、胃腸の機能を高める食材などを食べて、新陳代謝を高めましょう。
くすんだ赤黒い色で、粘り気がある。レバーのような塊。	寒さやストレスなどにより、血行が悪くなって、体が冷えている状態。体を温める工夫を。
黒に近い赤色で、大きな塊が出る。	かなりの冷え症。冷えが進むと、生理痛、肩こり、頭痛などの症状が現れます。下半身を中心に足湯などで体を温めて。
鮮やかな赤色だが、濃くて、粘りがある。	熱が体にこもっています。運動などで熱を発散させたり、適量の熱を冷ます食材（きゅうり、なす、柿など）を摂りましょう。

※月経量が多い2～3日目の経血の色を判断基準にしています。

女性の美しさは月経によりつくられる

私たちの体の中にある臓器は、何ひとつムダなものはありません。脳は全身に緻密《ちみつ》な指令を送るため、心臓は全身に血液を送るため、肝臓は栄養の代謝や体に入ってきた有害物質の解毒をするためなど、それぞれに役割を持っています。

では、子宮にはどんな役割があるのかというと、「子」の「宮」という名前からも明らかなように、新しい命を宿し育むという役割です。

ただし、その役割を全《まっと》うするかしないかは自由であって、産む、産まないの選択は自分自身に託されているのです。

では、子どもを産まないとしたら、子宮が存在する意味はないのでしょうか？　そんなことは決してありません。出産しなくても、月経を起こすことで、その人らしい体づくりができ、健康を保つためのホルモンのバランスが整えられているのです。

特に、月経を起こす卵巣から分泌されるエストロゲンとプロゲステロンという女性ホルモンは、丸みを帯びた女性らしい体つきをつくったり、美しい肌を保ったり、骨や血管を強くしてコレステロールの増加を抑えたりなど、女性の若々しさや美しさ、健康的な体を育むためには必要不可欠なものです。

他にも、月経はデトックスの役割も果たしています。**血液と一緒に体内の不要物を排出する働きもあると言われていて、1カ月に1度、体内を浄化してくれる**のです。男性よりも女性のほうが約10年平均寿命が長いのは、月経によってデトックスしているから、という説もあるほどです。

こんなふうに、月経は私たち女性にとってなくてはならない、素晴らしい役割を果たしてくれています。そう考えると、毎月の月経が楽しみになってきませんか？

子宮を温めて月経リズムを整え、美しく健康的な体を目指してくださいね。

女性は7の倍数ごとに変化を迎える

「35歳頃から、肌にハリがなくなった」「40歳をすぎたら、急に体力が落ちたような気がする」など、多くの女性が、ある一定の時期に体の衰えを感じるのは偶然ではありません。女性の体は7年ごとに変化しているからです。これは、中国最古の医学書『黄帝内経《こうていだいけい》』に書かれていることで、実際に、**7の倍数に当たる年は、ホルモンの変化とともに、さまざまな節目を迎える年**でもあるのです。

たとえば、7歳といえば、歯が永久歯に生え変わったり、髪の毛の量が増えてきたりする時期。そして、14歳の頃は、初潮が訪れ（今の日本の初潮開始平均年齢は12歳）、体に丸みを帯びてくるなど二次性徴とも呼ばれる体の変化が著しくなってくる時期でもあります。

21歳の頃は、月経を繰り返しながら体が整っていき、女性の体として成熟を迎えます。まさにフレッシュなフルーツがぴかぴか輝くようなイメージですね。

28歳の頃は、女性ホルモンがピークを迎え、女性として円熟し、子どもを授かるのに最適な時期。一番妊娠しやすく、子宮も命を受け入れる体の準備が整っています。

35歳の頃は、少しずつホルモンが減少していく傾向に。私自身、35歳から、体の疲れが抜けづらくなり、小さなシミが現れ始めました。身体的な変化の現れとともに、婦人科系のトラブルが増える時期でもあります。

42～49歳。この7年間は、ホルモンの低下により更年期症状が現れる時期です。今の日本の閉経年齢は50歳といわれていますが、42歳から閉経に向かっていく中で、月経リズムの変調、経血の変化、性欲の変化、肌の変化、白髪が生えるなど、体が変わっていくことを感じるようになっていきます。

閉経すると、「女性として終わった」という人も多いのですが、月経に回っていたエネルギーが蓄積されて、さらに元気になれると思うのです。月経はなくなっても、子宮は存在しています。ポジティブな部分にフォーカスし、何歳になっても「女性」を楽しんでいきましょう。

女性の骨盤は、月経によって開かれる

朝目覚めたときからやる気に満ちあふれていて、何を着てもキマって見える日もあれば、なぜか気分が乗らず、どんなにオシャレをしてもいまひとつ体が締まりなく見える日があったりしませんか？

それは、月経のリズムに合わせて骨盤が開閉しているからかもしれません。そこで、まず、女性の骨盤について少し触れておきましょう。

女性の骨盤は、79ページの図のように、大きな骨でつくられています。大人は腸《ちょう》骨《こつ》、恥《ち》骨《こつ》、坐《ざ》骨《こつ》の3つの骨が合わさってひとつの骨となり、仙骨と腸骨の間の関節（仙腸《せんちょう》関節）の動きによって骨盤は開閉します。

骨盤は体の中心にあり、大切な子宮などを守っている大きな骨の器です。その骨盤

が、月経に合わせて開閉をするのです。いったいどのように開閉するのかというと、

①月経が始まると、経血を出すために骨盤は一番大きく開く。
②月経が終わると、排卵に向かって骨盤が閉まってくる。
③排卵のとき、骨盤はしっかりと閉じる。
④排卵から月経に向かって、徐々に骨盤が開いていく。

まるで呼吸をするかのように、①〜④のむすんで開いての動作を繰り返すのです。骨盤の開閉が順調だと血流もよくなるので、月経が楽にスムーズになっていきます。反対に、骨盤の開閉が順調にいかないと、血流の流れが悪くめぐりが停滞するため、月経が重くなります。腹痛や頭痛の原因になったり、経血がいつまでも続く、などの影響が出てきたりします。

骨盤の開閉は、月経だけでなく、月の満ち欠けにもリンクしています。このあと詳しくお話ししますが、もともと月経と月の満ち欠けの周期は同じで、とてもつながりの深いものです。満月は月がもっとも満ちる時期、つまり、体ももっとも満ちている

時期ですから、満月で骨盤が全開になって月経が起こり、月が欠けていくリズムとともに骨盤も閉まり、新月でもっとも骨盤が閉じて排卵となります。そして、再び月が満ちていくにつれて骨盤が開いていくのです。このように、月の満ち欠けに合わせて月経がくるとき、快適な月経サイクルになっています。

他にも、**骨盤は四季によっても変化します**。乾燥した冬から湿度の高くなる春にかけて骨盤が開き始め、湿度が一番高い夏に骨盤はゆるんで開きます。秋に向けて乾燥し始めると骨盤も徐々に閉じ出し、もっとも乾燥する冬に骨盤はもっとも閉じるのです。さらには、骨盤の動きに合わせて頭蓋骨も連動してゆるんだり閉まったりしているので、その影響で頭痛が起きる人もいます。

このように、私たちの体は、無意識のうちに月経サイクルや自然（季節や月の満ち欠けなど）と常にリンクしながら存在しているのです。

ぜひ、月経に意識を向けて生活してください。それは、体の声を聴くことにもつながります。骨盤が開く月経の時期はのんびり過ごし、骨盤が閉まる排卵時期はアクティブに活動する、そんなふうに体が望む行動をとることで、子宮もリラックスします。

骨盤のしくみ

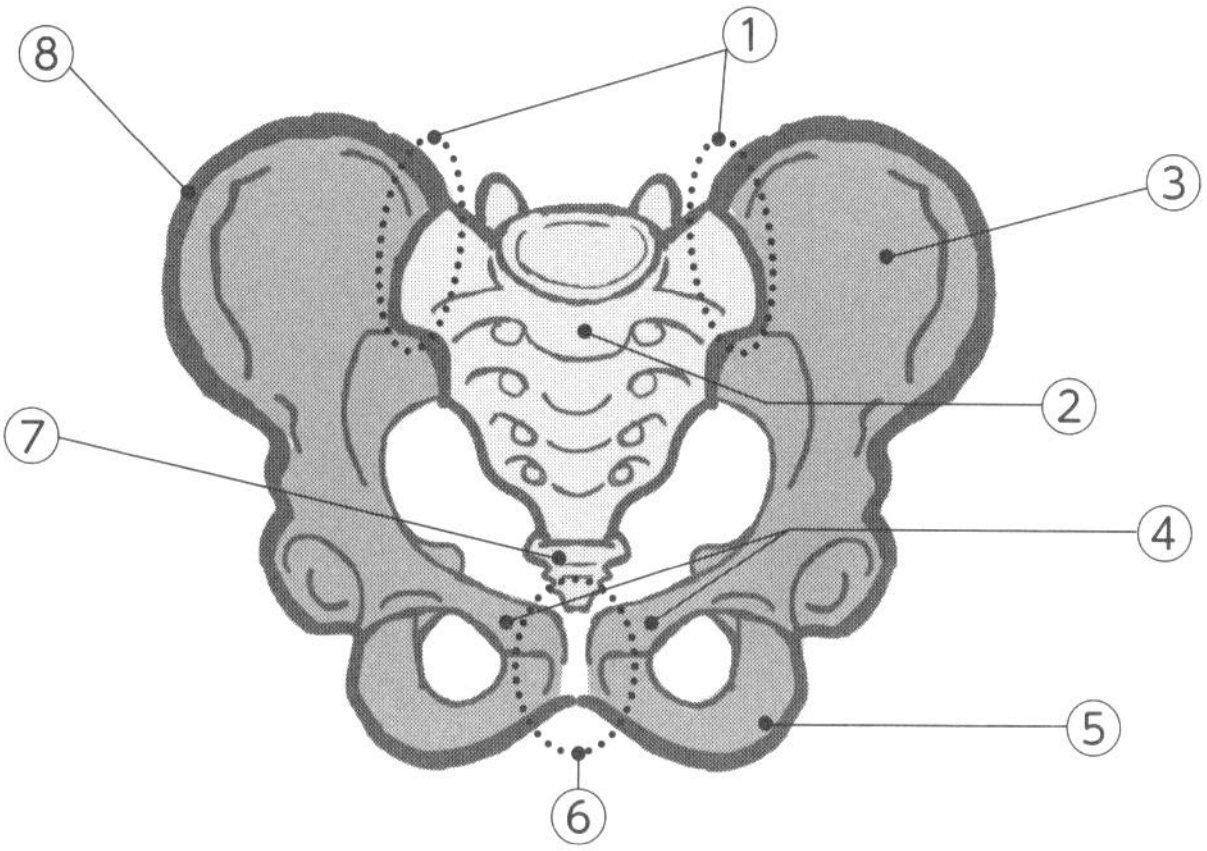

①仙腸関節…この関節が開いたり、閉じたりして骨盤の開閉にかかわります。

②仙骨………左右の腸骨に挟まれたお尻の真ん中にある骨で、形は逆三角形。骨盤全体を温めるときは、仙骨にカイロや湯たんぽなどの温かいものを当てると効果的。

③腸骨………左右にある蝶々の羽のような形の骨。この中に腸、子宮、卵巣、膀胱などの内臓が収まっています。

④恥骨………腸骨の前下側の骨で、左右に分かれています。

⑤坐骨………腸骨の下部の骨。椅子に座ると当たる部分です。

⑥恥骨結合…左右の恥骨が合わさる場所で、軟骨でできています。出産のときにゆるみ、赤ちゃんを通りやすくします。

⑦尾骨………脊柱の最下部にあるとがった骨。

⑧腸骨稜……腸骨の上縁で弧を描いている部分。

月の満ち欠けと深いつながりを持つ月経

私たちは普段、月経のことを「生理」と言います。「生理」という言葉は、生理現象（生命にとって誰でも等しく起こる現象）という言葉から生まれたのかもしれません。しかし、本来「月経」は、月の満ち欠けと深いつながりがあったため、「月経」という名称がついたと思われます。

平安時代につくられた辞書『和名類聚抄《わみようるいじゆしよう》』に「月水《げつすい》」という言葉がのっていますが、内容からみると「月経」を表す言葉のようです。また、同じ平安時代の『医心方《いしんぽう》』という医学書には、「月帯」と書いて「けがれぬの」と読む女性用ふんどし（今の生理用ナプキン）について、最初の記述があったそうです。

私はお話会で、いつも、月の満ち欠けと月経についてのお話をさせていただいていま す。月の満ち欠けと人間の生体リズムには不思議なつながりがあるからです。

たとえば、**29・5日のサイクルで満ちては欠けていく月のサイクルは、月経サイクルとほぼ同じ**です。月の引力は、地球の海面の波の満ち引きを生み出しますが、体の約60～70%が水分でできている私たち人間にも多かれ、少なかれ、影響を与えていると考えられます。

もともと男性よりも女性のほうが体内の水分は多い状態ですが、妊婦さんは羊水などで特に水分が増えている分、満月や新月など月の引力を受ける時期にお産が多いのかもしれませんね。

他にも、波の数は1分間におよそ18回（風やその日の天候にもよりますが、一般的な回数）で、その18回の2倍の数、36はおよそ人間の体温、36の2倍の数、72はおよそ人間の脈拍数、72の2倍の数、144は少し高めですが人間の血圧に近い数値、144の2倍の数、288はおよそ赤ちゃんがお腹にいる日数、となっています。自然と人間の関係はとても深いのです。

月経中の女性は大地とつながっている！

日本では、明治5（1872）年までは、月の満ち欠けを利用した「旧暦」の暦を使用していました。月の満ち欠けで自然に移り変わりを感じていた日本の女性たちは、月の変化を眺めながら、「もうすぐ月経がくる」と理解していたのかもしれません。

月の満ち欠けについてもっとさかのぼるなら、マヤ文明の時代のカレンダーである「13の月の暦」も月の満ち欠けのリズムに合わせた暦になっています。「月経」という言葉はこの時代に生まれたという説もあるようです。

また、ネイティブアメリカンの間では、月経中の女性は大地とつながっている状態であると伝えられてきました。月経中の女性は、浄化作用がとても強い神聖な存在ということから、家事などをさせず休ませてあげることを伝統としているようです。

一方、日本では戦前まで月経中の女性は「不浄《ふじょう》」なものとされ、江戸時代には、月経時には家事などをさせない、触れさせないという考えから「月経小屋」という小屋に隔離させて生活していた地域もあったそうです。

月経が不浄なものとされたのも、もしかすると女性のその大いなるパワーを封印するためだったのかもしれません。

月経は「小さなお産」と言われるほど、女性にとって神聖であり、エネルギーを使う大切な生態リズムのひとつです。その月経を「不浄」とすることで、女性本来のクリエイティブなエネルギーにフタをし、男性の力で圧力をかけていったのではないかとも考えられます。

月経にまつわる説はさまざまですが、いずれにせよ自然とつながる大きな力を秘めていることはたしかなようです。

月経にはパワーがある。そう感じて、自然を感じながら生きていきましょう。

きっと、あなたの眠っている潜在能力が開花していくことでしょう。

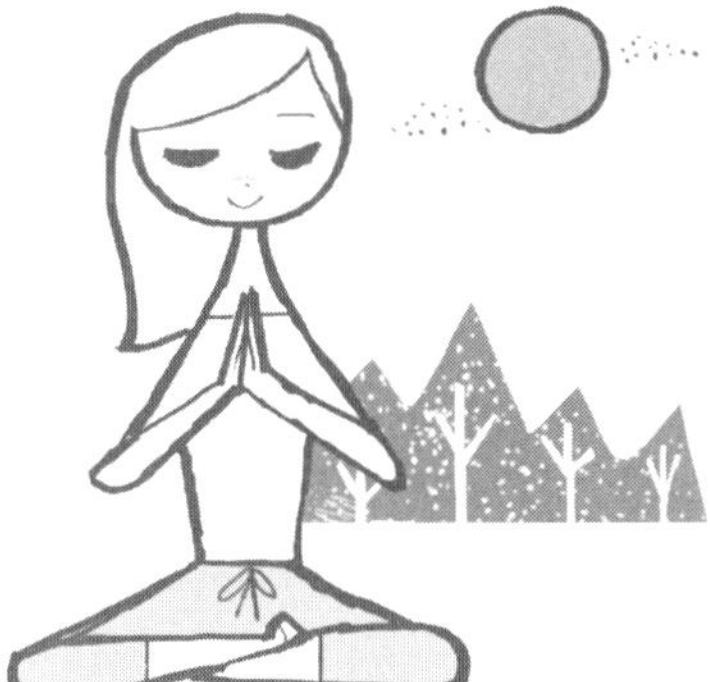

Q 不規則な仕事で基礎体温が測れません……

A　仕事によっては、寝る時間が不規則な方もいらっしゃいます。その場合、４時間以上連続して睡眠をとったあとであれば、起きてすぐの体温を「基礎体温」と考えても可能と言われています。ただ、毎朝同じ時間に測る基礎体温とはズレが出てくると思うので、不規則な日は、基礎体温表に就寝時間、起床時間を記載しておきましょう。もし、不規則になる日が数日だけの場合は、あえて測らないほうが全体像がつかめます。

完璧に穴埋めすることよりも、自分の生活リズムを見つめ直し、体調を知るバロメーターとして活用してください。

Q 安全日ならセックスをしても大丈夫？

A　ひと昔前は基礎体温を測って妊娠しにくい安全な時期にセックスを行うことが避妊法とされていましたが、今ではその避妊確率は低いと言わざるをえません。排卵は必ず周期通りにくるとは限らないからです。月経中でも排卵することはありますし、性交時排卵といって、セックスをしているときに排卵が起こることもあるのです。「種を残す」という人間の本能が起こす神秘的なしくみは、教科書通りとはいかないのが現実です。

避妊やバースコントロールを目的としたいときは、基礎体温を測るとともに、別の避妊法を合わせて使ったり、低用量ピルの内服や子宮内避妊具（ＩＵＳ・ＩＵＤ）の検討もおすすめします。

また安全なセックスという点では、性感染症の予防にコンドームを使用しましょう。

3章

子宮力を高める生き方

リラックスした気持ちで、

前向きに物事をとらえるとき、

子宮力は高まります。

6~30㎝まで伸び縮みする適応力抜群の子宮

ここまで子宮について語ってきましたが、子宮とはどのような臓器かご存じですか？　成人女性の場合、鶏の卵サイズ（上下に6～8㎝、幅が4～5㎝程度）で、子宮の左右には、うずらの卵大の卵子のお部屋〝卵巣〟が、その上には、左右の手を広げたような〝卵管〟が伸びています。

子宮は〝平滑筋《へいかつきん》〟という筋肉でできていて、その壁の厚さは1～2㎝程度、内側はつぶれてくっついています。平滑筋は、手や足などの鍛える筋肉とは異なり、意識しなくても動いてくれる筋肉のこと。心臓などと同じ筋肉でつくられていて、健康な状態であれば、子宮はキレイなピンク色でツヤツヤと輝いています。

子宮はどこにあるのかというと、恥骨の裏側あたりで、下腹部のちょうど真ん中くらい。子どもが宿る命のお宿、子宮は、骨盤に囲まれていて、さまざまな衝撃から守られています。

子宮のサイズを知ると、「意外と小さいな」と思われた方も多いのではないでしょうか。ところが、子宮は赤ちゃんを授かると、すぐれた伸縮性を発揮します。

上下に6〜8㎝くらいだった子宮は、最大30㎝以上になり、容積率は普段の2000倍にアップ、妊娠前は40gほどだった子宮の重さは1kgにまで増大するなど、驚くほどの変化を遂げます。

また、膣の奥にある子宮の入り口である子宮口は、普段は数㎜しか開いていませんが、出産のときは10㎝に開いて、赤ちゃんが出てくる道を開きます。他のどの臓器を見ても、これほどまでに変化する臓器はありません。

さらには、1章、2章でもお話しした通り、感情を受け止める役割を果たす一方、月経を通して毎月、子宮内膜を一掃し、閉経まで子宮の浄化を行うのです。

多様な働きをする子宮は、まさに奇跡の臓器なのです！

◎女性の生殖器の位置

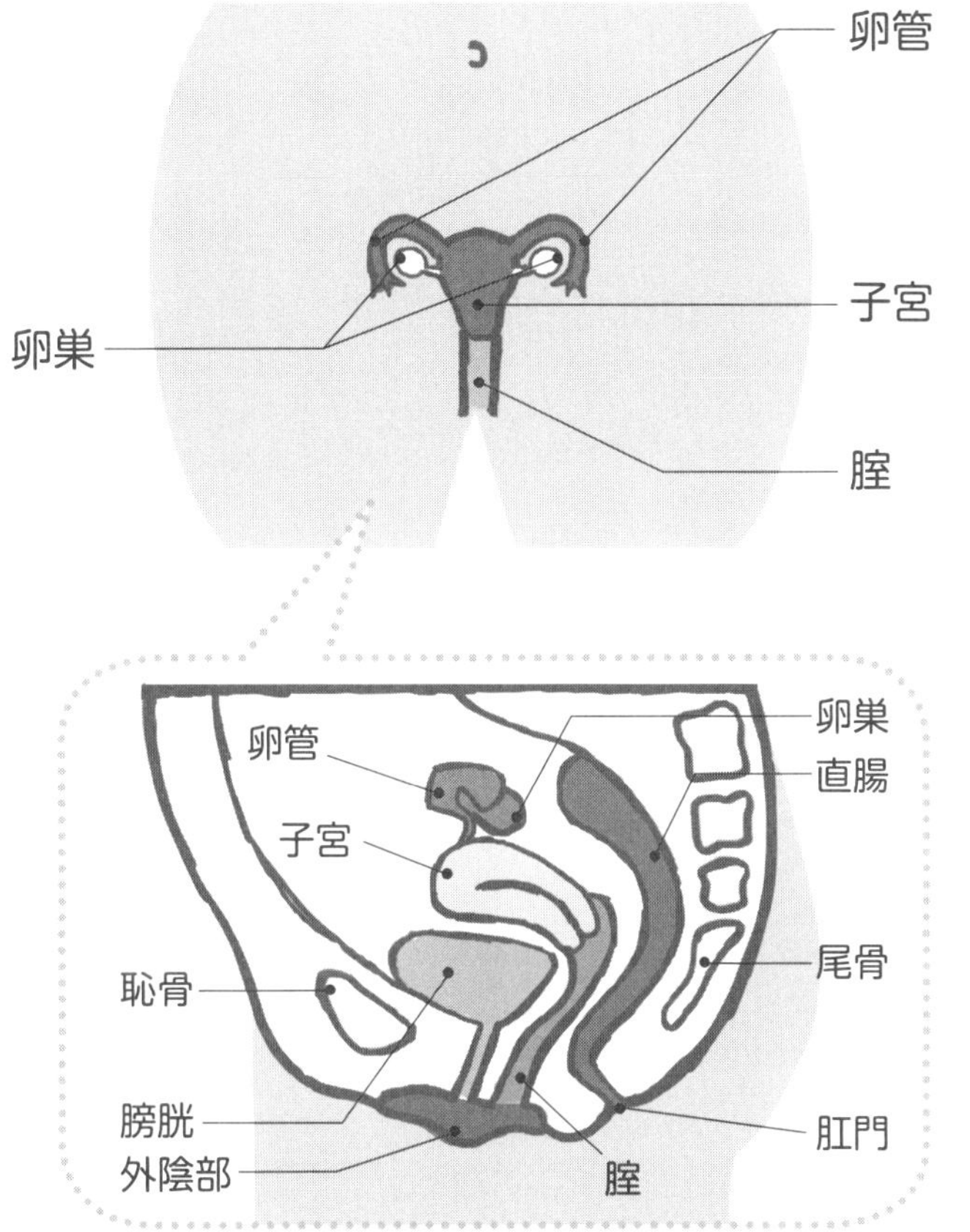

※子宮はおなか側からも背中側からも同じくらいの距離で、
体のほぼ真ん中に位置します。

受精までの道のりは奇跡の連続

妊娠というと簡単に起きるもの、というイメージがある人も多いかもしれません。しかし、命の源がつくり出される妊娠とは、とてもとても奇跡的な出来事なのです。

まず、受精が起こる元となる卵子について。意外に思われるかもしれませんが、卵子を一番多く持っている時期は胎児期、つまり、あなたがお母さんのおなかの中に入っていたときです。

そこからどんどん減っていき、ピーク時に700万個あった卵子は、誕生のときには100万個になります。そのあとも毎日のように減っていって、思春期を迎えた頃には20〜30万個に減少していきます。

排卵できるのは、排卵総選挙1位の卵子だけ

月経のたびに卵子は1個だけ排卵されますが、その陰では、毎月100個くらいの卵子候補生が成長し、その中でいくつかが成熟卵胞へと成長、さらにその中のたった1個がようやく排卵します。まさに排卵総選挙の1位に輝いた卵子だけが、卵巣の外に飛び出すことができるのです。

卵管は、イラストだと少し太く感じるかもしれませんが、実際はスパゲッティくらいの太さで、卵管の中の内径は髪の毛くらいの細さです。ものすごく細いことがわかりますよね！

この卵管は、いそぎんちゃくのように、上下左右に自在に動きながら、排卵された卵子をキャッチします。このキャッチ力はなかなかのもので、左の卵巣から排卵しても、右の卵管がキャッチするといった神業《かみわざ》的プレイをすることもあるのです。

受精をするには、卵管が卵子をキャッチする時期と精子の出逢うタイミングが何よりも大切で、それは24時間以内です。精子は腟内で射精された場合、数十分から数時

間で、卵子と精子の出会いのトンネルである「卵管膨大部《らんかんぼうだいぶ》」へ到着します。精子は射精後、3日程度（さまざまな説があります）生きると言われていますが、卵子はたったの24時間（12時間、6時間、1時間以内などの説もあります）しか生きることができません。ですから、受精できるタイミングは、ごく短時間に限られます。

過酷な競争を乗り越えて卵子にたどり着く精子

精子の競争も過酷です。ここで、精子を一人の男性だと考えてみてください。約1億5000万人（一回の射精で排出される精子の数）の彼ら（精子たち）は、〝愛しの卵子ちゃん〟まで、一斉に猛ダッシュします。

そこには、幾重にも難関が待ち受けています。まずは膣の中の環境。膣の中は、精子が生存しづらい「酸性」の状態です。そこを乗り越えると、第二関門の「子宮頸管《けいかん》」という小さな子宮の入り口をかいくぐる必要があります。

さらには、女性の免疫系からの攻撃も受けます。外部から入ってきたものは「病原菌」とみなすので、白血球を送り出し精子を攻撃するのです。

受精のプロセス

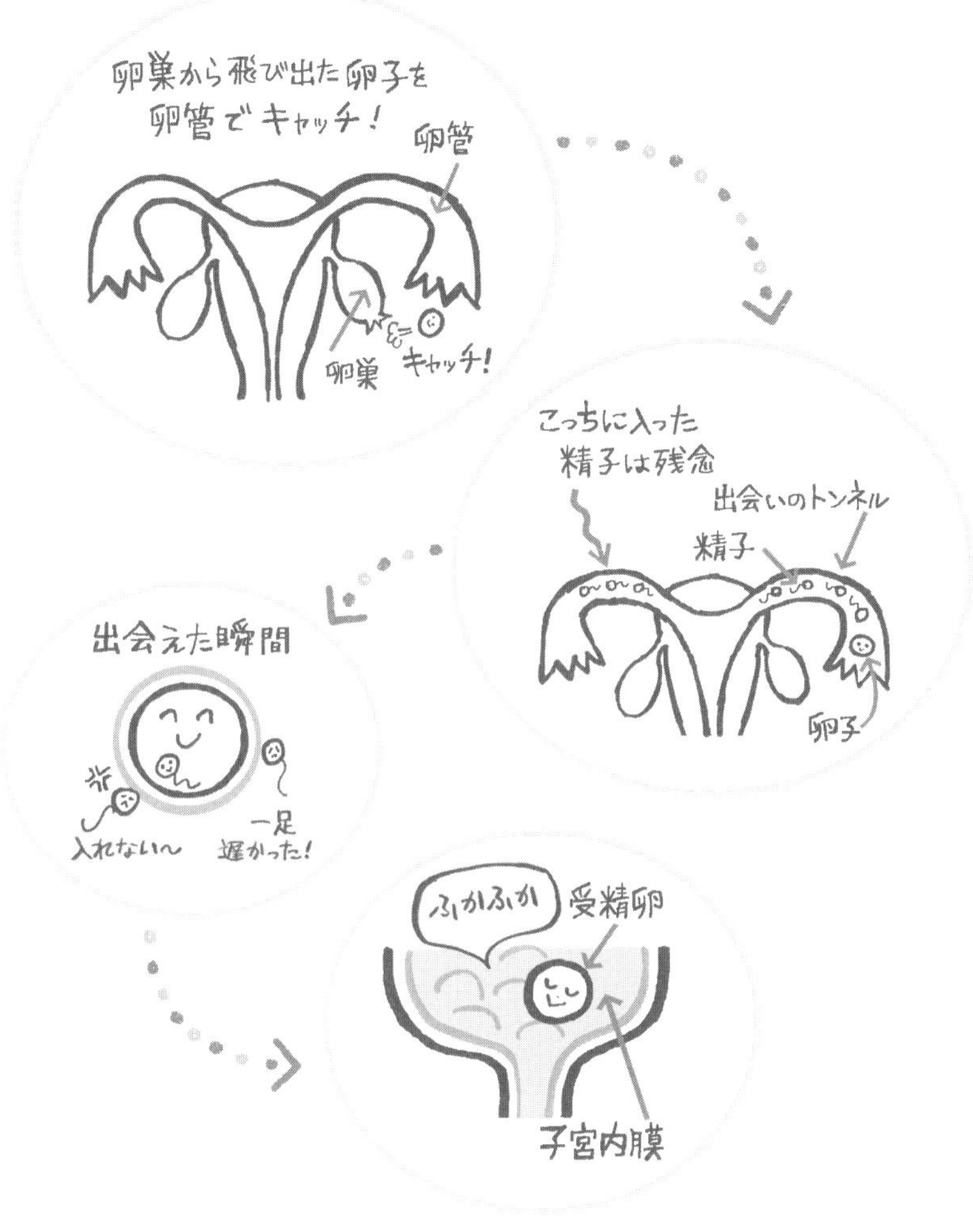
卵巣から飛び出た卵子を
卵管でキャッチ!
卵管
卵巣
キャッチ!
こっちに入った
精子は残念
出会いのトンネル
精子
卵子
出会えた瞬間
入れない〜
一足
遅かった!
ふかふか
受精卵
子宮内膜

そんなこんなで苦難を乗り越え、無事に子宮内にたどり着いた精子たちは、卵管をのぼって、出会いのトンネルである、卵管膨大部へと向かっていきます。ただ、卵管は左右にあるので、排卵した卵子をキャッチしたほうの卵管に行かなければ、卵子に会うことはできません。

こうして卵子の待つ出会いのトンネルに到着した精子の精鋭たちですが、卵子と一緒になれるのは、たったひとつの精子だけです。一番先に到着した精子だけが卵子と一緒になり、晴れて受精卵となります。すると、一瞬にして受精卵の膜が変容して、他の精子が入れないようになるのです。

その後、卵子と精子は、出会ってから3～4日をかけて細胞分裂を繰り返しながら卵管の中を旅し、ようやく子宮にたどり着き、子宮内膜に着床します。受精卵から成長した胎児ちゃんは、受精卵でつくられた子宮内の胎盤を通して栄養をもらったり、酸素と二酸化炭素を交換したり、老廃物を返したりしながら、トツキトウカをかけて成長していくのです。気の遠くなるような奇跡の連続ですが、女性は皆、その奇跡を起こす器である「子宮」を持っています。「女性であるだけで、素晴らしい！」。心からそう思えるのではないでしょうか。

赤ちゃんが喜ぶ子宮とは?

卵子と精子が奇跡的な出会いをし、受精卵になったあと、胎児ちゃんが育つベッドとなる子宮内膜に着床して妊娠となりますが、ベッドの状態がよくないと、受精卵が流れてしまうこともあります。

では、受精卵が着床してすくすく胎児ちゃんが育ってくれる子宮とは、どんな状態なのでしょうか? それは、めぐりのいい、ふかふかの子宮です。受精卵が着床するふかふかの子宮内膜になるためには、血流がいいことが大切な条件になります。

そのためには、やさしくふんわりした気持ちで過ごすことが欠かせません。リラックスをしているからこそ、ぬくもりのあるやわらかい子宮になってくるのです。

私は、女性たちのさまざまな悩み相談を受けることが多いのですが、なぜかお話をしたあと、彼女たちがどんどん妊娠していくのです。

本当に不思議なのですが、私自身は何か特別なことをしているわけではありません。ただ出会う人にほっとしてもらったり、ほんわかした気持ちになってもらえたらという想いを込めてお話をしたり、相談にのらせていただいたり、ときどきリラックスするために、体に触れてトリートメントをさせていただいたりしているだけです。

いらしてくださった方は、「楽しかった」「おもしろかった」「ほっこりした」「添い寝しているような感覚になった」と言ってくださったり、涙を流されたりします。

体をゆるませる幸せホルモン「オキシトシン」

実は、この感覚が「ゆるむ」なのかもしれません。私は、安心したりリラックスしたりすることでゆるむのは、「オキシトシン」というホルモンの影響ではないか、と思っています。オキシトシンは、最近注目されているホルモンのひとつです。これは男女ともに分泌されるホルモンで、〝愛と絆のホルモン〟といわれています。

もともとは、お産のときに子宮を収縮させるホルモン、また、母乳を分泌させる催《さい》乳《にゅう》ホルモンとして認識されていましたが、研究が進むにつれて、人の発育にとって切り離せないホルモンであり、愛着行動や幸福感にもつながりがあるということがわかってきました。

オキシトシンは触れ合うことで分泌されますが、緊張しているとなかなか分泌されません。信頼関係の中での楽しい時間、たとえば、愛する人とハグをするとき、仲良しの友だちとコーヒーを飲んでおしゃべりしているとき、ペットをなでているときなどに分泌されたりします。また、オキシトシンが出ている人に近づくと、自分のオキシトシンも分泌されるなど、周りに影響を与えやすいホルモンでもあるのです。

オキシトシンが分泌されると、人は不安感がなくなり、緊張もほぐれていきます。安心感とこの人を愛おしいと思える感覚が芽生えます。

毎日肩もみをした夫婦とそうでない夫婦だと、毎日肩もみをした夫婦のほうがオキシトシンのレベルが高かったというデータもあります。

私と出会う人がつぎつぎと妊娠していくのは、体と心が「ゆるむ」方向になって、オキシトシンが分泌された結果、赤ちゃんが舞い降りてくるのかもしれませんね。

命を宿す気のパワーをつけよう

子宮は命を育む臓器ですが、命を宿すときに必要不可欠なもの、それが「気」です。命は、小さな小さな受精卵が細胞分裂を繰り返すことから始まりますが、分裂を繰り返し、内臓、骨、筋肉などができ上がり胎児の形ができてきたとしても、ここに「気」が入らないと動きません。「気」がない状態ではただの物体、「気」が入るから人間になると思うのです。

では、「気」はどこからくるのでしょうか?

私は、先天的なものが大きく影響しているように思います。たとえば、エネルギーに満ちあふれた元気な親族が多い家系もあれば、物静かな親族が多い家系もあったりしますよね。こんなふうに、「気」は、生まれるときに子どもが自分の気と同質のところを選んで生まれるのかもしれません。

1章のはじめでもお話ししましたが、東洋医学では、人間の体は「気・血・水」で成り立っていて、それぞれが影響し合っていると考えられています。

気が滞ると血と水のめぐりが滞り、血のめぐりが悪いと水と気のめぐりが滞り、水のめぐりが悪いと血と気のめぐりが滞るというふうに、すべてに影響し合うのです。

その中でも「気」は生きる活力の源です。気（エネルギー）が不足気味の人を「気《き》虚《きょ》」、気（エネルギー）が多すぎて逆に滞ってしまう傾向にある人のことを「気《き》滞《たい》」といい、このどちらかになると、気のめぐりが悪くなっていると考えたほうがいいでしょう（解決法は、4章を参考に）。

子宮にとって心地いい環境というのは、「気」が少なすぎず多すぎないバランスのとれた状態。ちょうどいい具合に気がめぐるぽかぽか子宮でいられるとき、子宮にも命を宿す気のパワーがめぐり、赤ちゃんもお母さんのおなかに入りやすくなるのかもしれませんね。

赤ちゃんは、お母さんを選んで生まれてくる

「親は選べない」と言われますが、赤ちゃんは、偶然、その家に生まれてきたのでしょうか？

私は、そうは思いません。赤ちゃんは親、特にお母さんを選んで生まれてくると思っています。それは、「胎内記憶」を持つ子どもたちの報告がたくさんあるからです。「ママが寂しそうだったから、ママを笑顔にするために生まれてきたよ」「僕は、ママを助けにきたんだよ！」（池川クリニック調べ）

実は私の娘も胎内記憶を持っています。そんな**子どもたちの共通点は、「お母さんを助けるために生まれてきた」こと。**そのような視点で子どもたちを見ると、自分は

「助けられている」ことに気づきます。たとえば、子どもが機嫌を損ねて泣きやまないとき、「私のほうが泣きたい！」と思う気持ちの奥に、「泣きたいほどがんばっていたんだ」という自分を見つけたりするのです。自分一人では気づけなかったことを教えにきてくれる素晴らしい存在、それが子どもたちです。

そんなギフトである子どもを授かるには、お母さんの体力が必要です。妊娠、出産、子育ては体力がないと乗り越えられないからです。

体力のないお母さんを選んだ子どもは、お母さんが元気でない分、サポートをするのに大変なエネルギーを使うかもしれません。それでも子どもというものは、とにかくお母さんを助けようとがんばります。そんな子どもの負担を軽くしてあげるためにも、まずは健康的な体づくりを心がけたいものですね。

「いつでもきていいよ」という体も心も健康的なお母さんなら、子宮もふかふかで心地よく、子どもも早くお母さんのもとに行きたいと思うのではないでしょうか。そのためにも、子宮を常にいい状態にしておくことは大切だと思うのです。

クリエイティブな生き方を喜ぶ子宮

子宮は、新しい命を宿し、育む臓器ではありますが、なかには、子どもが欲しくない人、欲しいけどなかなか授からない人もいます。

しかし、だからといってコンプレックスや罪悪感を持つ必要はありません。なぜなら、女性には「リプロダクティブライツ/ヘルス（性と生殖に関する権利・健康）」（1994年国際人口開発会議で提唱）といって、生涯子どもを産むこと、産まないこと、産むならどんな時期に何人産むかを自由に決定できる権利があり、どの選択をしたとしても、主体的に、満ち足りたセクシャルライフを保ち、女性として輝いて生きることが大切、という考え方があるからです。

子どもを授かり、子育てを通して母としての幸せを感じる人生もありますし、子どもを産み育てなくても、違う形で女性として幸せを感じる生き方を選択することもできるのです。

これは、私の講演を聞いてくださった、ある女性の校長先生のお話です。校長先生には子どもがいませんでしたが、こんなふうに話してくれました。

「自分は子どもが授からなかった分、職場の先生方を自分の子どもと思い、本気で愛情を込めて向き合っています。その先生方が、今度はかわいい子どもたちを育ててくれている。自分の子どもを持てなかったけれど、学校という職場で子育てをした気持ちになれました。きっと、子どもを産まなかったことにも意味があったのですね」

私は、この校長先生の言葉を聞いて、とても感動しました。自分の子どもを育てない人生であっても、出会った人と何かを生み出したり、仕事や社会的な役割で新たなものを構築していけばいいことを教えていただいたのです。

クリエイティブな生き方をしていれば、子どもを産む、産まないにかかわらず、子宮はとても喜んでいることでしょう。それは、女性としての輝きをさらに高めてくれて、いつまでも美しくキレイであり続ける秘訣となるのです。

Q 子宮を摘出してしまいました。私には子宮も月経も関係ないですよね？

A 病気で子宮をとってしまった場合は、体の中にエネルギーが保たれると考えてください。「小さなお産」と言われるくらいエネルギーを必要とする月経がなくなるということは、その分、エネルギッシュになれるということです。趣味を楽しんだり、目標に向かって挑戦したりして、人生を豊かにさせるためにエネルギーを使っていきましょう。

また、物理的に子宮がなくなっても、もともと女性としてそこにあった臓器である以上、子宮のエネルギーはそこに残り続け、精神面での女性らしさをサポートしてくれます。

Q 30歳になり子どもが欲しいので、退職をして子づくりをしたいと思います。この年齢なら妊娠できますよね？

A 「年齢が若いから大丈夫」とは一概には言えませんが、統計上は妊娠できる確率は高くなります。自分が思い描いたようにポンと赤ちゃんが舞い降りる場合もあれば、数年かかる場合もあるかもしれません。

まずは自分の体と心を整えましょう。ぽかぽか温まり、ワクワク楽しみながら、パートナーとのセックスが愛あふれる幸せな時間になるように過ごしてみてください。なかなか授からない場合は、専門家へ相談することも、心に留めておいてくださいね。

4章

ぽかぽか子宮はこうしてつくる!

体と心を整えることに
意識を向けながら、
毎日を丁寧に生活することが、
ぽかぽか子宮をつくる
基礎となります。

健康の基礎は家庭の中から

私たち人間は、本来健康な状態です。ところが、ストレスなどの外的因子によって病気のほうに引き寄せられていきます。それに加えて女性は、月経というホルモンの波がある分、男性に比べて体調や気分が安定せず、外的因子に影響されやすいのです。しかし、人間には自然治癒力（自分で治ろうとする力）があります。すでに持っているその素晴らしい力を引き出すためにも、体と心を整えていきましょう。

そこで、基礎となるのが、東洋医学における、上医《じょうい》・中医《ちゅうい》・下医《かい》という3つの階層に分かれた医療の考え方です。

まず、上医とは、病気にならないような日々の管理こそ、健康の基礎をつくるという医療の考え方です。病気というほどではないけれど、病気に向かいつつある状態のことを「未病《みびょう》」と言いますが、上医を頭に入れて生活していると、未病から病気に進行することなく、「健康」の状態へと戻していくことができます。上医で扱われる方法は、食べ物（食養生）や薬膳、呼吸法、運動、体をさすってあげるような手当てなど、家庭の中でできることばかりです。

2つ目の中医とは、いわゆる、東洋医学的な伝統療法や自然療法を取り入れて、病気を改善させていくという医療の考え方です。アロマセラピーや鍼灸、漢方薬治療など、上医の生活を整えるだけでは十分に回復できないときに、中医を取り入れます。

3つ目の下医とは、西洋医学に基づいた、一般的に医療現場で行われている治療のことです。処方される薬やときには手術などを受けて、病気を治すというものです。

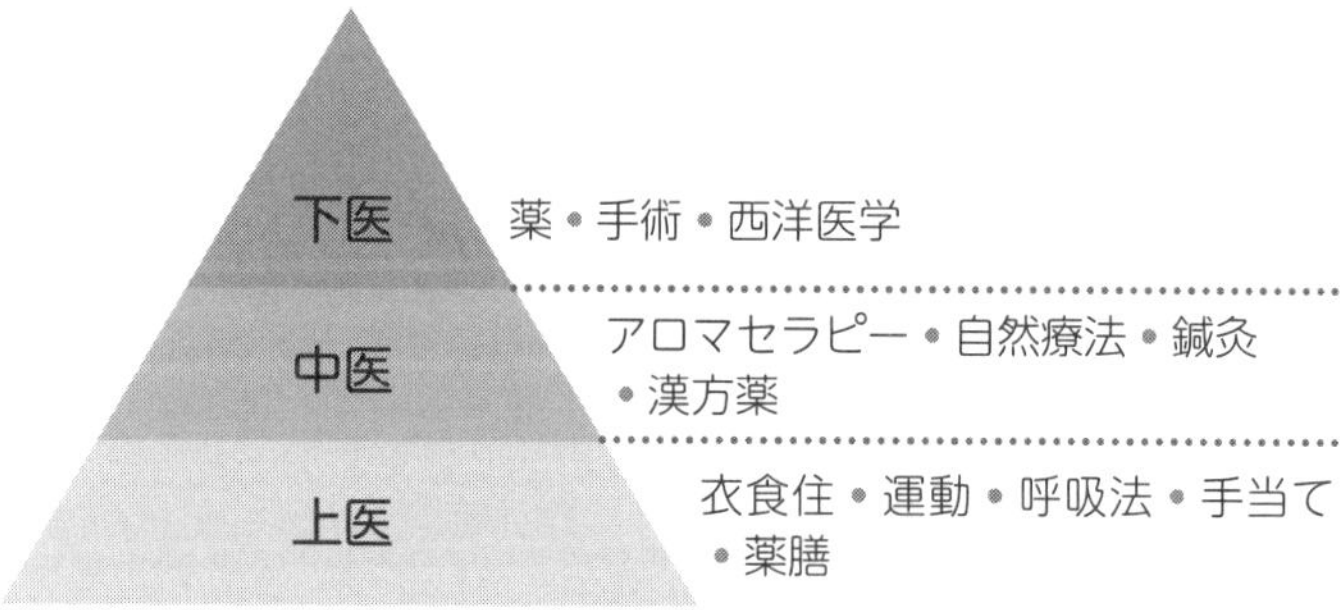

私は、この3つのバランスを大切にしながら、自分自身の体を整えることがもっとも大事だと思っています。たとえば、「絶対、自然療法だけ！」などとこだわり続けるのではなく、ときには医療的なサポートを受ける場合もあっていいし、反対に、医療的なサポートだけで回復しようと思うのではなく、食事や呼吸法などで体を整えることを試みたりすることも大切です。

自然治癒力とは、体に必要なバランスのいい医療を取り入れていくことで、引き出されていくと思うのです。

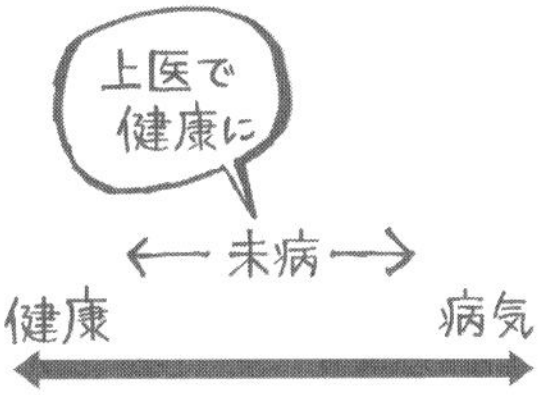

この章では、日常生活の中で簡単にできる「上医」の部分を中心に、子宮を温めるさまざまな方法をお伝えしていきます。体の中や外から養生することはもちろん、自分を大切にする心のあり方を築くことは、健康の大きな基礎となるはずです。

方法はいくつもありますので、自分にできそうなものから、ぜひお試しください。あなたの子宮がぽかぽかになれば、あなた自身も笑顔になるはずです。

1 積極的に食べたい「まごわやさしいよ」

２０１４年、和食がユネスコ無形文化遺産に登録され、世界中で注目を集めるようになりました。和食という食文化は、豊かな日本の自然に根差したさまざまな食材を使い、年中行事とも密接なかかわりを持つ伝統習慣として受け継がれていること、栄養バランスにも優れた理想的な食生活を実現できていること、などの理由から無形文化遺産に選ばれたのです。この**和食こそ、私たちの祖先が何世代にもわたって受け入れてきたソウルフード**です。和食の力で、自分の体の力を呼び起こしましょう。

そこで、ぜひ覚えてほしいのが、必要な栄養素を覚えやすく言い表した言葉「まごわやさしい」に「よ」をプラスしたもの。日常の食事で積極的に摂取することで、体のめぐりがよくなり、細胞も活性化していきます。

外食時は意識して和食をチョイスする、朝食がパンだった人は、週の半分を和食にするなど、気楽に楽しく取り入れていくのが、長続きするポイントです。

「まごわやさしいよ」の食材

ま（まめ）大豆製品などの豆類。豆腐、きなこ、高野豆腐など。良質タンパク質やミネラルが豊富。

ご（ごま）種実類。ピーナツ、アーモンド、栗など。良質脂質、ミネラルがいっぱい。コレステロール値を下げる作用も。

わ（わかめ）海藻類。のり、こんぶ、寒天など。水溶性の食物繊維、カリウム、カルシウムなどを含む。

や（やさい）いろいろな色の野菜を意識して摂るとベスト。ビタミンやミネラルの宝庫。

さ（さかな）魚介類。魚の他に、貝、たこ、いかなど。ＤＨＡやＥＰＡが豊富。

し（しいたけ）きのこ類。しめじ、えのきだけなど。ビタミンＤ群、食物繊維、ミネラルが豊富。

い（いも）いも類。じゃがいも、さつまいも、長いも、こんにゃくなど。食物繊維で腸をキレイに。

よ（ヨーグルト）発酵食品。納豆、キムチ、お醤油、味噌など。免疫力を高め、ダイエットにも最適（おすすめは植物性発酵食品）。

調味料を変えてみる

調味料をちょっといいものに変えてみましょう。日本の伝統的な職人さんの息吹が込められたお醤油や味噌、塩、お酒、みりんなど。安全な食材で、昔ながらの伝統的手法でつくられた調味料は、体を温め、料理の味付けをグレードアップし、食事を豊かにします。一度購入すると長く使えるので、おすすめです。

2 「気を養う食材」で元気をつける

私たちの体は、気・血・水のバランスがとても大切です。なかでも、気のバランスは忙しいストレス社会の現代においてとても重要で、「元気が出ない」のは気が不足しているためです。そこで、「気」を整えるための食材を積極的に食べましょう。**食べるときに、「この食材で気が養える」と思いながら食する**ことが大事です。

黒い食べ物

漢方では、黒い色の食べ物は、昔から貧血予防や血行促進効果があり、女性の体によいといわれています。（例）黒豆、黒きくらげ、ひじき、海藻類など

ねばねばしたもの

ねばねばした食材には、ホルモンの働きを整える効果があるといわれています。

（例）オクラ、やまいも、れんこん、さといも、モロヘイヤなど

旬の食材

自然の中でのびやかに育ち、豊かに収穫される旬のものにこそ、本当の生きたエネルギーが満ちていると考えられます。旬の食材は栄養価も高く、気を取り入れるには有効です。

地元のもの

日本は縦長の島国。北海道と沖縄では気温差は10度以上もあり、穫《と》れる作物自体が違います。まずは今住んでいるところの季節（天候や温度、風など）を意識しながら、地元のものをいただきましょう。その土地の気を得ることができます。

つくり手がわかる食材

つくり手がわかる食材は、つくり手の愛も一緒に伝わるので、元気を与えてくれます。体が喜ぶと、その喜びは感情の臓器である子宮にも届くことでしょう。

3 体のめぐりが高まる「腹式呼吸法」

体に直接取り入れるものの中で、「食事」以外にも大切なものがあります。それは「空気」。**人間は1日に500㎖ペットボトル約2万本もの空気を、吸ったり吐いたりしているそうです**（運動したり、深呼吸をしたりすると変化します）。食事の量と比べると、はるかに多い空気を体に取り込みながら、私たちは生活をしています。そして、その空気の酸素を取り込みながら、めぐりのいい体へと変化していくのです。

ですから、呼吸を意識してみましょう。「息」という字は「自分の心」と書きますよね。まさに、〝心と自分はつながっている〟という意味なのです。

心の状態が不安で苦しくなってくると、無意識のうちに、体は猫背になって呼吸が浅くなり、しっかりと空気を取り込めなくなってきますので、意識的に呼吸法を取り入れましょう。左ページに、気持ちが静まり体のめぐりがよくなる呼吸法を紹介します。リラックスしたときに行うと、子宮が癒されていくのを感じられるでしょう。

☆心地よさを体感する「腹式呼吸法」

①おなかに手を当てて、おなかが凹《へこ》むのを感じながら、体の中の空気を鼻から「ふ〜」っと全部吐き出しましょう。

②次に、鼻から「す〜」っと息を吸い込みます。このとき、おなかの中に入っているピンクの風船をふくらませる気持ちで。温かいピンク色の子宮のイメージとリンクさせながら、ゆっくりと十分に風船をふくらませましょう。おなかがほんわか温かくなっていきます。

③ふくらんだピンクの風船からゆっくり空気を抜くように、鼻から「ふ〜」と吐き出します。手をおなかに当てながら、体の中の不要なものが出ていくイメージで。吸う息より吐く息を1秒でも長く意識してください。自分のペースで②③を繰り返し行い、どんどん時間を延ばしていきましょう。

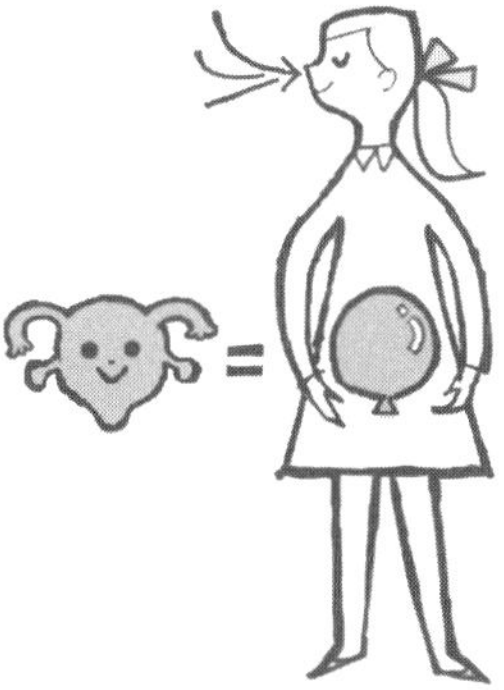

4 子宮を温める「下半身エクササイズ」

ぽかぽか子宮になるためのカギを握るのは、「筋力」です。なかでも70％の筋肉が集中している下半身の筋力がつくと、基礎代謝が上がるため体温が高くなり子宮力がアップします。そこで、すぐできる下半身の筋力アップエクササイズを紹介します。

☆ちょこちょこスクワット

足を肩幅に開いて立ちます。手を前に伸ばし、鼻から息を吸いながら、ひと息でゆっくり4カウントを数え、お尻を突き出すように腰を落とします。4カウント目で、太ももと床が平行になるように。ひざが内側を向かないように注意し、かかとは浮かないように床につけて。鼻から息を吐きながらゆっくり4カウントを数え、元の姿勢に戻ります。これを5～15回繰り返します。

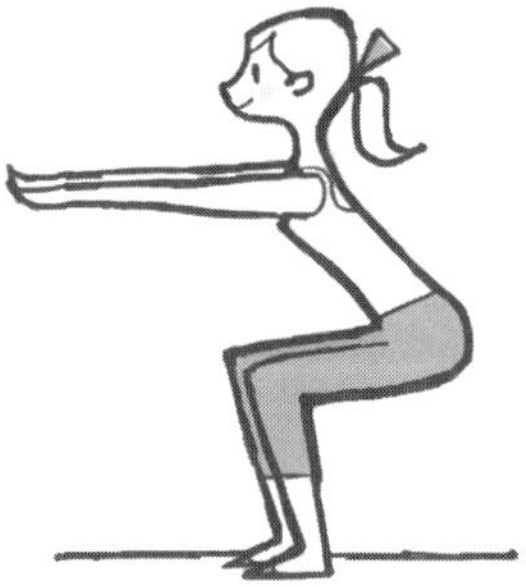

☆かかとトントンエクササイズ

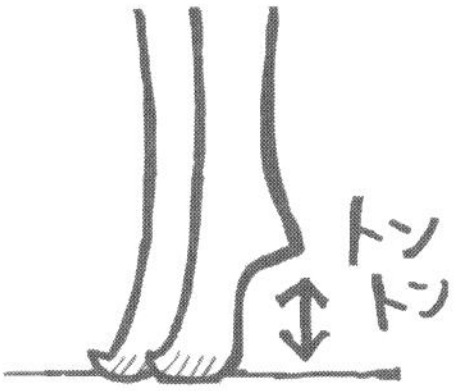

椅子に座っているとき、キッチンで立ち仕事中、歯磨きタイムなど、ちょっとした合間に、かかとを少し上げて床にストンと落とす、この動きを繰り返しましょう。かかとに刺激を与えることで、下半身の血行がよくなり、子宮の周りにも血液がめぐり出します。

1秒に1回のペースで、何回でも。靴を履いていない状態で行うのがおすすめです。ジーンと血液が流れる感覚を味わってみてください。浮腫予防にもなります。

☆骨盤回しエクササイズ

足を肩幅に開いて立ち、骨盤の腸骨稜《ちょうこつりょう》（P79）の部分を突き出すようにして、心地いいと感じる回数だけ、∞を描くように回しましょう。右回し、左回しを交互に行うと効果的です。骨盤周りの筋肉を鍛えることで、気・血・水がめぐるようになり、子宮も温まってきます。

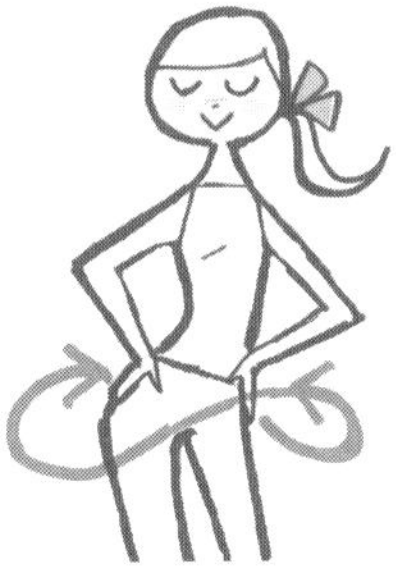

5 骨盤から歩く「子宮ウォーキング」

子宮を中心に歩くエクササイズです。子宮を意識しながら歩くことで、子宮のめぐりがよくなり、子宮を愛する気持ちや、子宮（＝自分）の意志でこの地に足を踏みしめていることを感じることができます。

☆子宮ウォーキング

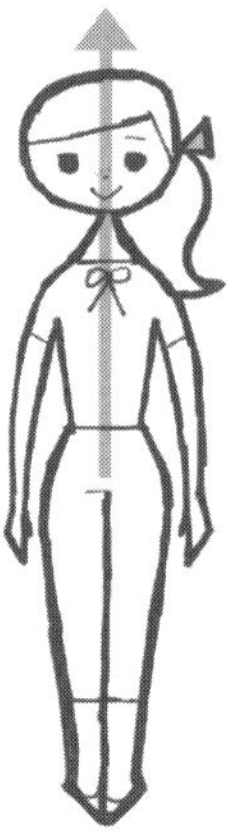

①まっすぐ立ち、左右の足の親指を合わせ、ひざをくっつけます。一本の糸が、膣の入り口から垂直に子宮、おへその後ろを通って、喉、頭頂へとつながり、空から引き上げられているような、まっすぐになる感覚をつかみます。

②①のまっすぐな状態を保ちながら歩きます。歩くときは足を出すのではなく、骨盤（子宮）ごと前に出すイメージを持つように。
なかなか感覚がつかめないときは、子宮のあたり（恥骨より指3本くらい上の奥）に手を当てて、子宮があることを感じながら歩いてみましょう。歩くことが楽しくなるような靴を履いたり、好きな音楽を聴いたり、自然の音や香りを感じたりしながら歩きましょう。足を止めて道草をしてもかまいません。楽しく歩くことが大事です。

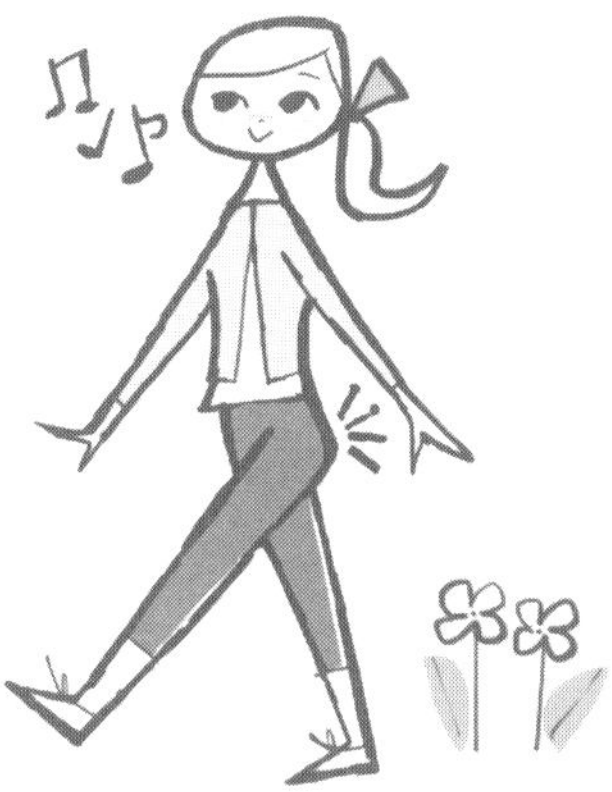

Happy voice

月経周期が安定した!

SEの仕事で1日中コンピューターの前に座っています。そのせいか、月経不順で体調もスッキリしない毎日でした。そこで、子宮ウォーキングを意識しながら通勤したところ、子宮への愛着が湧いてきて、月経周期も安定してきました。今では、以前のような体調の悪さを感じることもなく、子宮ウォーキングが毎朝の楽しみになっています。（25歳・専門職）

6 「和の掃除」で体と心を磨く

あなたは、どのように掃除をしていますか?

掃除機をかけるだけという方も多いと思いますが、ぜひ**昔ながらの日本の掃除法、「はたく」「掃《は》く」「拭《ふ》く」を取り入れましょう。これらの動作は、筋力アップにつながるからです。**

また、日本人と掃除は精神的にも切り離せません。掃除をすることは、お寺の修行僧たちの日課でもあり、心磨きにもつながると考えられているほどです。精神修行のひとつとしてトイレ掃除が行われるのも、日本人の精神性からきているのでしょう。

そこで、「はたく」「掃く」「拭く」の動作を積極的に掃除に取り入れながら、「今、体と心磨きをしている」と考えると、掃除の時間も楽しめるようになりますよ。

左に、掃除をするときに意識してほしいポイントをあげました。筋力と心を鍛えて、ぽかぽか子宮をつくりましょう。

筋力がアップする掃除の動作

はたく

はたきをかけるときは、かかとを上げて背伸びをし、肩を上げたり下げたり、右手と左手で交代にはたきを持ち替えたりします。

掃く

長いほうきで、背筋を伸ばしたまま、地面を愛《め》でる気持ちでほこりが舞わないように丁寧に掃きます。

床の掃き掃除をする場合は、乾燥させた茶殻を再び水でぬらして絞り、床にばらまいてからほうきで掃くと、ほこりが湿った茶殻にくっつくので、空中に舞うことがなく、床もピカピカになります。

拭く

床、壁などを水と布だけを使って拭きましょう。雑巾《ぞうきん》をしっかり絞ったら、お尻を上げて床を雑巾がけしましょう。このポーズは骨盤底筋を鍛え、子宮を温める効果があります。

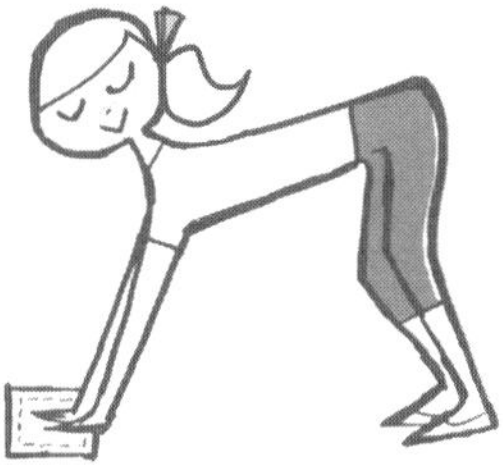

7 昔の下着「はらまき&ふんどし」を身に着ける

ステテコ、はらまき、ふんどし……。昔はおじさん(?)しか身に着けなかったようなものが、オシャレになって女子が好んで着ける時代となりました。その中でも、体を温め、めぐりをよくするおすすめの下着が、はらまきとふんどしです。

機能的な下着が多い中、なぜふんどしか? それは**紐《ひも》のきつさを自分で調節できるので体に余分な締めつけをせず、リラックスできる**からです。実は、下着の締めつけが原因で、低体温や冷えが増えているとも考えられています。

簡単に身に着けられるパンツタイプのふんどしも市販されているので、夜だけふんどしを活用してみるのもおすすめです。また、おなかの冷えが気になる方は、かわいいはらまきなどを活用してください。子宮も温まります。

ふんどしもはらまきも、できれば天然素材が一番。実際に触れてみて、自分が心地よいものを選んでください。綿、麻、シルクなどいろいろな天然素材があります。

8 「首」のつくところを冷やさない

「〝首〟のつくところを冷やさない」。これは昔から言われていることで、私も先輩の助産師さんからずっと聞かされていました。なぜなら、**手首、足首、首など「首」とつく部分の皮膚は、皮下脂肪がほとんどなく薄いため、冷えやすい**からです。しかも、そのくびれにこそ、大切な動脈静脈が通っているため、その部分が冷えると血液を冷やし、体のめぐりが悪くなってしまいます。

特に、季節の変わり目は注意！　薄着のまま出かけると、昼間は暖かくても朝晩は冷え込んだり、思ったほど気温が上がらなかったりして体を冷やしてしまいます。

そんなときは、1枚ストールを持って出かけましょう。首回りにストールをまいて温めるだけで、体全体が温まってきます。夏でも冷房で体が冷えてしまうときに有効です。また、靴下を履いて足首を温めると、体全体が温まってきます。ちょっと肌寒さを感じたら、「首のつくところを温める」。ぜひお試しくださいね。

9 女性ホルモンを高める「おっぱいケア」

おっぱいは何のためにあるのでしょうか。私は、「哺乳類」としてお乳を飲ませるためだけでなく、愛の象徴として存在するものだとも思っています。

以前、動物学者の方のお話で、「人間が進化の過程で二足歩行になるとき、メスはオスへのアピールとしてお尻を突き出せなくなったため、その代わりに胸をふくらませてオスを引き寄せるようになった」と聞いたことがあります。他の動物のおっぱいは乳腺によってふくらんでいますが、人間の女性のおっぱいは、乳腺と脂肪によってふくらんでいます。つまり、脂肪をつけてまでもオスにアピールするためにふくらんだのかもしれませんね♡

そう考えると、**女性は自分自身のおっぱいを、愛のシンボルとしても「愛《め》でて」あげることが大切**です。

また、おっぱいと子宮、卵巣は密接な関係があります。月経の前におっぱいが張る人も多いと思いますが、それは同じ女性ホルモンがおっぱいにも分泌されているからです。同じホルモンの影響を受けるおっぱいをやわらかくして温めてあげましょう。

次に、おっぱいケアの方法を紹介します。おっぱいケアを通して、自分を愛する大切さを感じてみてください。

☆おっぱいケア

①リラックスした状態で、右手を左鎖骨《さこつ》に、左手を右鎖骨に当てて、ゆっくりバストのふくらみのラインにそって滑らせ、右手で左胸を、左手で右胸を包み込みます。

②そのまま、胸の重みや、胸の体温などを手のひらで感じていきましょう。十分に感じたら、「おっぱいさん、いつも私の体の一部として私を支えてくれてありがとう」と感謝の気持ちを込めて語りかけてみてください。

③体がぽかぽかとしてきます。自分で「もう十分」という感覚になったところで終了。眠る前に布団の中でおっぱいケアを行うと、ぐっすり眠れますよ。

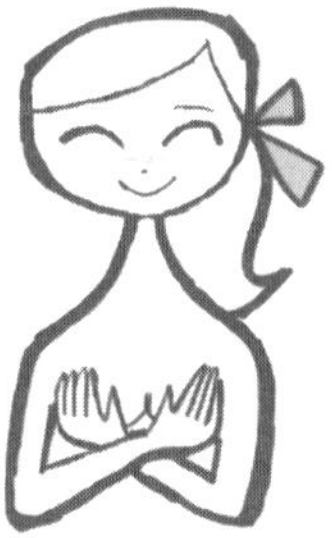

10 「胸腺ノック」で免疫アップ

鎖骨と鎖骨の真ん中、胸骨の後ろのあたりに「胸腺《きょうせん》」という臓器がありますが、最近になって、胸腺は免疫に非常に深く関係していることがわかってきました。

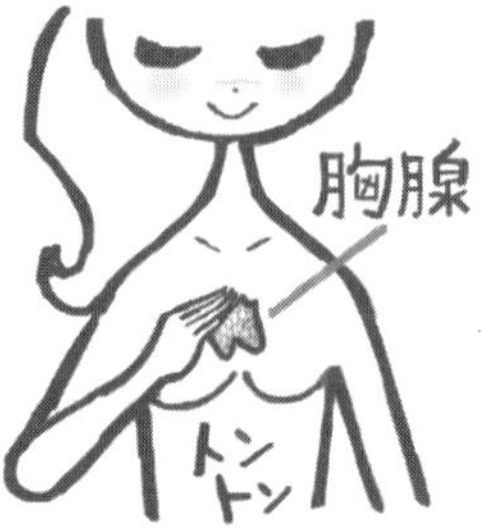

そこで、軽く人差し指から小指までの4本の指を立てて、気を送る気持ちで、トントントン、と胸腺のあたりを気持ちよくノックしてみましょう（気管を押すと苦しくなるので、ノックする場所に気をつけてください）。

こうして**胸腺を刺激して気を送ると、免疫力がアップして、体全体が活性化されていきます。**とても簡単なので、いつでもどこでもお試しください。

11 「湯たんぽ」でじんわり体を温める

体を温めるためのさまざまなグッズが市販されていますが、なかでも重宝するのが湯たんぽです。徐々にやさしく温めてくれるので、寒い季節だけでなく、手足が冷えて眠れないとき、冷え体質を改善したいときなどにもおすすめです。

冷え症の方は、筋肉が冷えています。**筋肉の新陳代謝がよくないと、熱をつくり出すことができないので、体全体が冷えてしまう**のです。特に、長時間デスクワークをしている人は、筋肉を動かす機会が少ないため、冷え症になりやすいでしょう。

そこで、デスクワーク中にも湯たんぽを使って筋肉を温めてあげましょう。携帯用のやわらかくて小さな湯たんぽを太ももの上に置いたり、ズボンやスカートのウエスト部分にはさんで仙骨（お尻の上あたり）部分を温めたりします。夏、冷房で体が冷えてしまうときにもいいですね。天然のカイロ「ぬか袋」（インターネットで検索するといろいろ出てきます）もおすすめです。

12 子宮に優しい「布ナプキン」を使う

エコブームとともに布ナプキンユーザーさんも増えてきましたね。**会陰、膣を大切にすることは、その奥の子宮を大切にすることにもつながります。**

一般的に販売されている日本の紙ナプキンのほとんどが石油由来の商品です。日本製品の紙ナプキンは、日本に旅行にきた外国人女性がまとめて購入するくらい、機能性に優れているそうです。たしかに数年前のナプキンと比べると、ものすごく薄いですよね。その分、高分子ポリマーなどの成分がナプキンの中に入っています。

私は、会陰に当たる部分にはできるだけ自然な素材を身に着けたいと思い、布ナプキンをおすすめしています。もちろん毎日はくショーツも、天然素材でできているものがおすすめです。布ナプキンは、月経以外でも布ライナーとして使用できます。おりものの汚れを取るだけでなく、会陰の保温にもつながるので、子宮がぽかぽかしてきます。布ナプキンのつくり方は、ネットで検索するとたくさん出てくるので、ご興味のある方は調べてみてください。

私は、「茜《あかね》染め」などの天然で温まる素材のものや、友人が思いを込めてつくってくれたもの、自分の着古した洋服の切れ端などでつくった布ナプキンを使っています。

月経中、どうしてもお洗濯ができない、外出するという場合は、使い捨ての布（古着をカットしたもの）をカバンに入れて、汚れたらサニタリーボックスに捨てましょう。布ナプキンにすると、経血のイヤなにおいも驚くほどなくなります。

また、布ナプキンを使うと、経血の状態を意識的に観察するようになります。70ページでも説明しましたが、経血の状態は体調を知る優れたバロメーターなので、今自分の体はどんな状態なのか、子宮の声を聴くことにもつながります。

Happy voice

月経痛がおさまった！

産後、月経周期がバラつき、生理痛にも悩まされていたため、月経が少しでも軽くなればという思いで、布ナプキンを使い始めました。最初は、経血がもれないか心配でしたが、気にするほどもれることはなく、しかも、会陰の部分に布が当たる感覚が心地よくて、月経がくるのが楽しみになりました。ここ数回の月経は痛み止めを飲まなくても問題なく過ごせています。

（33歳・主婦）

13 月経が心地よくなる「月経血コントロール」

布ナプキンを使うと会陰の感覚が鋭くなって、経血が出てくる感覚がわかるようになる人もいます（私もそうです）。そのことを利用して、月経血コントロールをしてみましょう。月経血コントロールとは、経血をためておいて、トイレに行ったときに出すという方法。経血が出そうになったら膣の入り口を閉じるように意識をして、トイレへ行き「ふ～」と息を吐きながら、膣の力を抜いてゆるめます。そのあと、膣に意識を向けて締める、ゆるめる、を繰り返すと、少しずつ経血が流れ出てきます。トイレから出たら、経血が膣に流れてこないか、膣を意識して過ごしてみましょう。

月経血コントロールを行うと、ナプキンの汚れが少なくなり、トイレで経血を出せるようになります。**経血がたまる感じや、流れてくる感じを察知しようとするので、子宮に意識が向き、自分の体に敏感になります**。すると、体を労わるようになるので、生理痛や生理不順などが軽減されたという声もあります。

14 「天然素材の衣服」で快適さを得る

人間の生活を支える要素を「衣食住」で表しますが、なかでも「衣」は大切です。諸説ありますが、私は「衣」は、「行為の〝い〟」でもあると考えています。姿勢、たたずまい、体の動かし方、過ごし方も「衣」であり、それらに影響を与えるものが「衣服」なのです。着るものが変わることで、人は心も大きく変化をします。

私たちは着るものに関して、デザインや色味などを優先して購入しがちですが、心身の健康を考えるのであれば、心地よさを感じられる素材を選んでみましょう。特に、天然素材の「麻」でつくられた衣服は心地よさを与えてくれます。

麻は古くから日本で使われていた素材であり、天然繊維の中でもっとも吸湿・速乾性に優れていて、汗をかいてもさらさらとして着心地がよい布です。麻素材の衣服を着ると、自然とリラックスでき、めぐる体をつくることへつながります。**心地いい素材のものを着る**。このことを念頭に置いて、衣服を購入してみましょう。

15 いい睡眠をとるための「夜のお作法」

人生の3分の1は眠っている、ということをご存じでしょうか？

個人差はありますが、眠りは大切な体のメンテナンスです。**自律神経は、眠ると副交感神経優位になって、内臓を活発に動かし、体を整える方向に進む**のです。体全体が整えば、子宮もぽかぽかになってきます。また、22～2時までのゴールデンタイムといわれる時間に私たちは大切なホルモンバランスを整えようとします。この時間に眠っていることが美容にも健康にも成長にもいいと言われています。そこで、少しでもよい睡眠をとるために、私が実践している「夜のお作法」を紹介します。

まずはバスタイムです。副交感神経を優位にして眠気を誘うために、38～40℃のぬるめのお風呂にゆっくり入ります。好きな香りのアロマオイルを入れたりして、疲れが抜けていくイメージをするといいですね。頭が冷えると骨盤が冷えると言われているので、シャンプーをしたらしっかり乾かします。

パジャマは、綿や麻など天然素材でリラックスできる、肌触りのいいものを選びましょう。できれば、寝具も触り心地のいい素材がいいですね（私は、竹から生まれた「TAKEFU（http://www.nafa-take.com/）」の天然素材がお気に入りです）。

また、毎晩約30分は、好きなことをして過ごす自分だけの時間を持つようにしています。たとえば、好きな音楽を聴く、読書をする、愛する家族と会話をする、パートナーとお互いにマッサージやハグをするなど、なんでもかまいません。

体が冷えているときは、白湯《さゆ》などの温かい水分を摂ると温まりますよ。

パソコン、テレビ、スマートフォンなどの光は睡眠を浅くしてしまうので、寝る前はなるべく触れないように意識します。でも、ときにはテレビを観たり、仕事でパソコンの前にずっと座っていることもあります。そんなときは、自分を責めず「今日は忙しかったから、明日はリラックスしよう」と気持ちを切り替えます。

眠る時間が近づいたら少しずつ明かりを暗くして、スムーズに眠りに入れるように準備します。寒い季節、手足が冷えて寝つけないという方は、湯たんぽを入れてみてくださいね。夜の過ごし方を工夫するだけでいい睡眠がとれるようになりますよ。

16 子宮や卵巣が元気になる「アロマセラピー」

視覚、聴覚、嗅覚、触覚、味覚という五感がありますが、社会環境が変化してもほとんど退化していないと言われるのが「嗅覚」です。大昔は「腐ったものを食べる＝死」であったことから、本能として働いているのかもしれません。

嗅覚でにおいを察知すると嗅神経につながり、脳にアプローチして、体の症状をやわらげます。このしくみを利用したのが、アロマセラピーです。植物の精油を使って嗅覚に働きかけ、体の症状を改善します。また、マッサージなどの触覚で癒されたり、精油成分が経皮で吸収され、リラクゼーションを手に入れることにもつながります。

左ページに、月経リズムに合わせて、子宮や卵巣を元気にする働きのある精油を紹介しました。基礎体温表（P68）と対応させながら、次に紹介するアロマセラピーを行うと、効果的です。精油の香りが、子宮や卵巣の司令塔である脳の視床下部に働きかけて、正常なホルモン分泌が行われるようになります。

月経リズムに合わせたアロマケア法

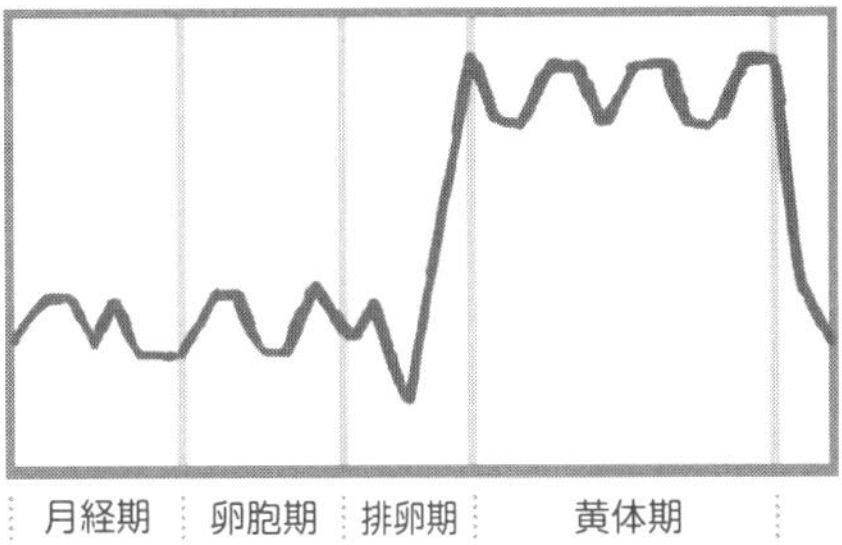

月経期

経血を排泄するこの時期は、気持ちを落ち着かせてくれる**ラベンダー**や**ローズ**などの精油を。

アロマケア　キャリアオイル（植物性のオイル）10㎖に精油1～2滴を入れてよく混ぜ、恥骨からおへそ・仙骨周りをゆっくりと温めるようにマッサージ。

卵胞期

体調が整って活動的なこの時期は、引き締め作用のある**サイプレス**や**グレープフルーツ**などの精油を。

アロマケア　キャリアオイル10mlに精油1～2滴を入れて混ぜ、ふくらはぎからひざの裏側を通り、太ももの手前までマッサージ。

排卵期

ホルモンバランスを整える作用のある**ローズウッド**や**ゼラニウム**などの精油がおすすめ。

アロマケア　洗面器に約43℃のお湯を足首が隠れる高さまで入れ、大さじ1の天然塩と精油1滴を入れてよく混ぜます。そこに両足を入れて、約10～15分足浴。冷めてきたらさし湯を。

黄体期

月経が始まる前のメンタル面で不安定になりやすいこの時期は、癒し効果のある**ラベンダー**や**クラリセージ**などの精油を。

アロマケア　約39℃のお湯を入れたバスタブに、大さじ1の天然塩と1～3滴の精油をかき混ぜて入浴を。いつもより少し長めにお風呂に入り、リラックス。

柱1）妊娠中や高血圧などの疾患、アレルギー、敏感肌など精油の使用に注意が必要な場合は、医師の指導のもと、行うようにしてください。
柱2）精油の原液は基本的に肌に直接つけないこと。柑橘系の精油を使用したあと日光に当たると、シミになることもあるので注意。

17 「カラーセラピー」でチャクラを整える

チャクラとは、肉体にある気（生命エネルギー）の出入り口で、体の中に気をめぐらす役目を果たす場所のことです。

チャクラは会陰から頭頂まで、人間の体の中心線上に7カ所あり、それぞれに共鳴する「色」「音」「香り」が存在します。それが、カラーセラピー、音のセラピー、アロマセラピーと言われるものとも深くつながり、色や音、香りが持つ波動によって、心や体を癒すことができるのです。

ここでは、チャクラと色の関係について見ていきましょう。左ページに、それぞれのチャクラの場所と、対応する色、意味をのせました。138ページに7つのチャクラすべてを整える方法を紹介しましたが、まずは、強化したいと思うチャクラの色を意識的に生活に取り入れたり、身に着けたりすることから始めてもけっこうです。心地よさを感じるかどうか、といった自分の感覚を大切にしながら行ってみましょう。

チャクラの位置と意味、対応する色

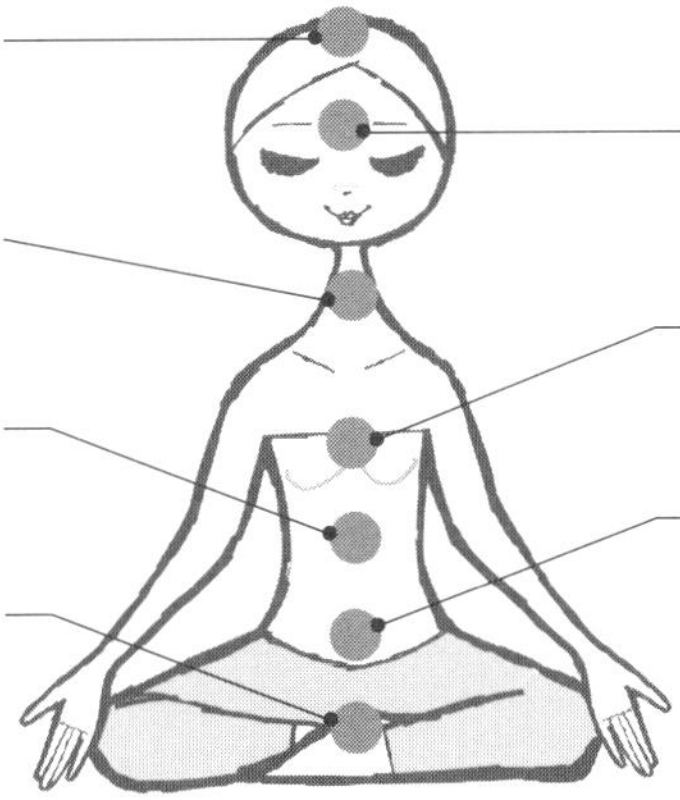

チャクラの名称と場所	対応する色	対応する意味
第一チャクラ（会陰）	赤色	グラウンディング、生命力、土台、安定、安心
第二チャクラ（丹田）	オレンジ色	感情、自分自身、自立心、自信、行動力、創造力、決断
第三チャクラ（みぞおち）	黄色	輝き、明るさ、元気、意志、やる気、エネルギーの活性
第四チャクラ（胸部）	緑色	愛、慈悲、思いやり、理解、関係性
第五チャクラ（のど）	青色	自己表現、コミュニケーション、想いを伝える
第六チャクラ（眉間）	藍色	直感、第六感、静寂、本質、リラックス、気づき、イマジネーション、祈り
第七チャクラ（頭頂）	紫	スピリチュアル、精神性、自己実現、魂、肉体と精神のバランス、大自然

18 「チャクラ瞑想」で体全体を活性化する

第一チャクラから第七チャクラまでをイメージしながら、全体のエネルギーの流れを整えるイメージ瞑想です。この瞑想をすると、心からリラックスできるとともに、体中がぽかぽかしてきます。とても気持ちがいいので、時間に余裕があるときにゆったりした服装で、ぜひお試しください。

☆7つのチャクラを整える瞑想

①あぐらをかいて目を閉じ、ネガティブな想いを吐き出すように鼻から息を吐きます。全部出し切ったら、透明感のあるキラキラした美しい空気を想像して、それを鼻から吸い込みます。

②①を繰り返し、体内からネガティブな想いが出ていったと感じたら、自然な呼吸に変え、各チャクラに意識を向けていきます。まずは、第一チャクラ。赤い花、赤い丸などを思い浮かべ、会陰

のあたりを赤色のエネルギーで満たすようなイメージをします。

③同様に、第二のチャクラはオレンジ色のお花やミカンなどオレンジ色のエネルギー、第三チャクラは神々しく輝く黄色のエネルギー、第四チャクラは大自然や観葉植物などの緑色のエネルギー、第五チャクラは真っ青な空のようなスカイブルーのエネルギー、第六チャクラは宇宙空間のような藍色のエネルギー、第七チャクラはラベンダーが咲き乱れるような紫色のエネルギーをそれぞれ各チャクラに感じて満たしながら、下図のようにエネルギーが循環するイメージを持ちます。

④体の中心に一本の軸を感じながら、第一チャクラは大地と、第七チャクラは宇宙とつながっているイメージをしてエネルギー循環を味わいます。

⑤第一チャクラから大地にエネルギーを下ろすように鼻から息を吐ききったら、ゆっくりと目を開けます。エネルギーチャージされた感覚を味わいましょう。

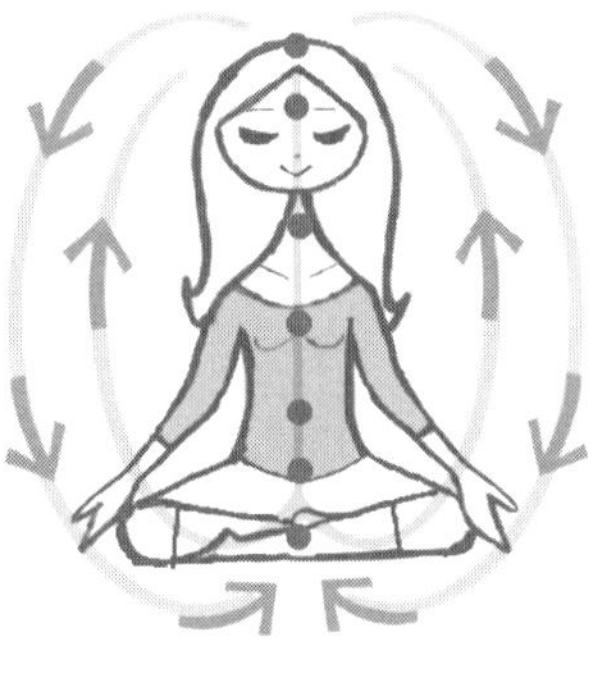

19 日常で「五感力」を上げる！

自然とともに共存していた時代、人々は五感をたくさん使って生きていました。自然の変化を肌で、目で、耳で、においで感じ、農作物の収穫を予想したり、自然の猛威から身を守ったりしてきました。

便利な時代となり、五感を使うことが少なくなった今、自分の感覚を取り戻すためには、積極的に五感を開く必要があります。五感と体、心はつながっています。**五感力がアップすると、子宮とのつながりもますます深くなっていきます。**次に、五感を取り戻す方法をあげてみました。できるものから、試してみてください。

視覚…いつも歩く道に咲く花や植物などを、じっくり観察してみましょう。都会の道端につくしや野イチゴを見つけるなど、意外な自然を発見できるかもしれません。自分のためにお花を買ってきて眺めるのもいいですね。

聴覚…テレビやラジオを消して、無音状態を体感してみましょう。時間のあるときは、オーケストラなど生の音の演奏を聴きに行ったりすることも心を潤わせます。雨の日は、雨音に耳を傾ける絶好のチャンスととらえて楽しんでください。

嗅覚…135ページで紹介したアロマセラピーを楽しんだり、自然の中でお花や木々の香りを感じましょう。また、味覚にもつながることですが、目隠しをして食事をするのもおすすめ。食材や料理の香りに敏感になり、「食べる」ことへの意識が深まります。

味覚…素材そのままを食べましょう。生で、蒸して、ゆでて、焼いて。同じ食材でも料理法を変えて、味の変化を感じてみましょう。よく噛んで食べてください。

触覚…化粧水をつけるとき、手のひらで顔を包み込み、自分の肌を感じましょう。いろいろなものに触れて、温かい、冷たい、やわらかい、固いという感覚を意識しましょう。心地よい素材の衣服を身に着けたり、ハグをしたりすることも大切です。

20 旧暦で「月のリズム」を感じる

月経と月の満ち欠けはリンクしていることを2章でお話ししましたが、毎日、お月さまを眺めながら、月と体のリズムを感じてみてください。

個人差はありますが、たとえば、体と月が調和しているとき、新月に排卵を起こし、満月に月経になる、と言われています。その通りである必要はないのですが、月がもっとも満ちる満月は体も満ちているとき、月の始まりである新月は体もこれから始まりのとき……そんなふうに体とリンクさせながら、毎日を過ごしてみましょう。

そのためには、旧暦（陰暦）の手帳を使うのもいい方法です。旧暦とは、692年から1872（明治5）年まで日本で使われていた暦で、月の満ち欠けの周期がベースとなっているものです。基本、新月が月の始まりとなるので、**旧暦を使っていると、月のリズムを自然と体で感じられるようになってきます。**

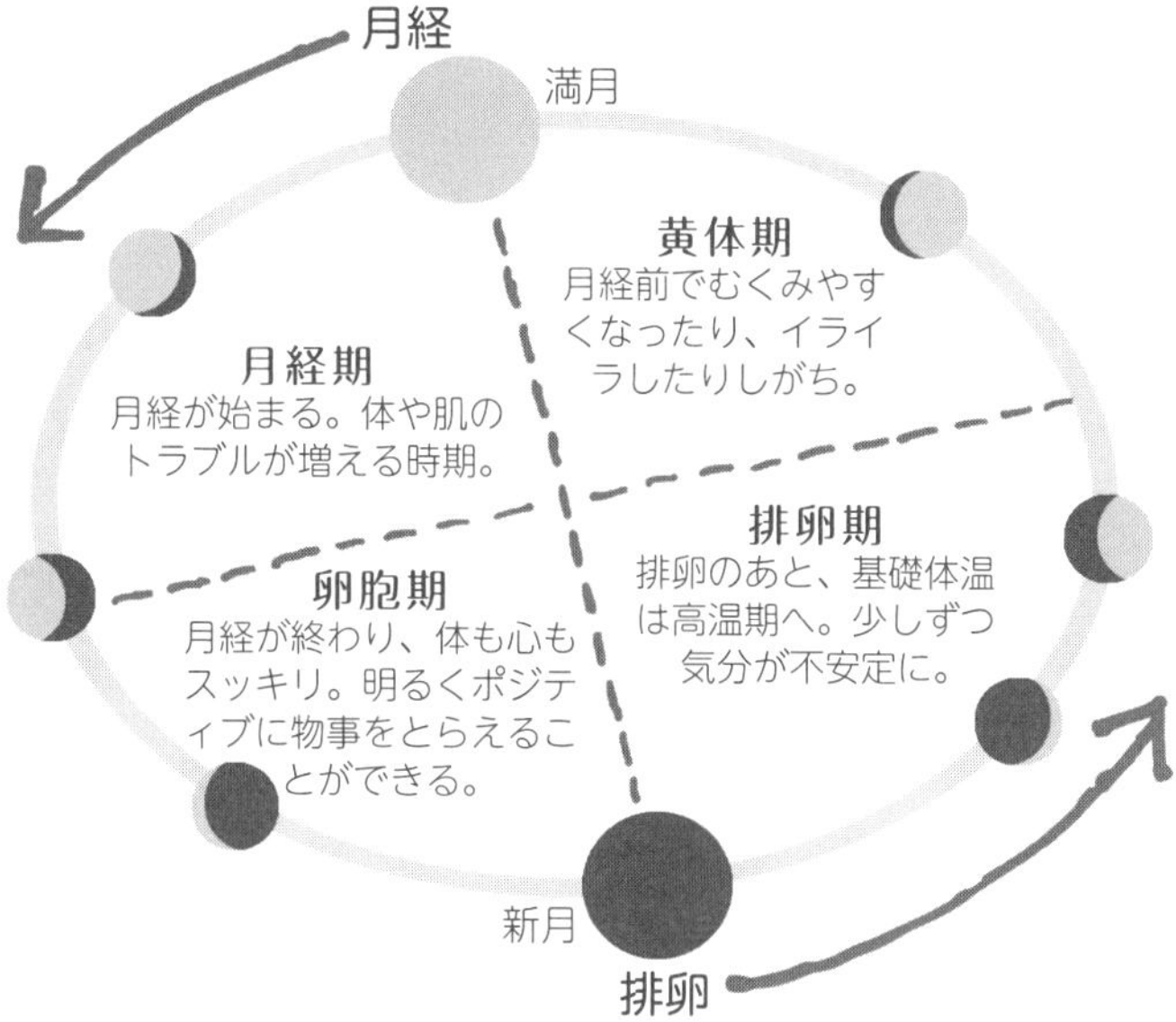
月経
満月
黄体期
月経前でむくみやすくなったり、イライラしたりしがち。
月経期
月経が始まる。体や肌のトラブルが増える時期。
排卵期
排卵のあと、基礎体温は高温期へ。少しずつ気分が不安定に。
卵胞期
月経が終わり、体も心もスッキリ。明るくポジティブに物事をとらえることができる。
新月
排卵

また、旧暦には、1～12月まで、自然や生活習慣に寄り添った美しい月の言葉があります。たとえば、1月は、たくさんの人が身分に関係なく睦《むつ》まじく集まって過ごす月という意味合いなどから「睦月《むつき》」。2月は、三寒四温で寒さがまい戻り、脱いだものをさらに着る月という意味合いから「如月《きさらぎ》」。3月は、草木が生い茂る様子を「弥《いや》」（意味は、いよいよ）ということから、「弥生《やよい》」と言われたりします。

旧暦を感じることで、より自然につながった体と心の過ごし方ができるようになりますよ。

21 「感情の浄化」で子宮をデトックスする

子宮は感情の臓器です。ネガティブな想いをためて、それが限界を超えると「もっと自分を労わって」というメッセージを伝えるために、病気になってしまうこともあります。ですから、ネガティブな感情が湧いたときは、自分自身で浄化してみましょう。すると、自分を整えることにつながります。

そのための方法として、「泣く」ことはおすすめです。きっかけがないと泣けない人は、映画を観たり、お芝居を観たりして、悲しみ、感動などの涙を流しましょう。「声を出す」ことも感情の浄化につながります。一人カラオケで思いきり声を出して発散する、嫌なことを吐き出すつもりで歌ってみましょう。

また、女性は「語る」ことも浄化になります。親友とぶっちゃけトークをしたり、「ただ聞いてくれる?」と事前にお願いして話すのもいい方法です。そのような友達がいない方は、カウンセラーやセラピストのセッションを受けるのもいいでしょう。

「絵」を描いて感情を表現する人もいます。上手、下手は関係なく、好きな色で好きなものを描きたいように描きます。絵が苦手な方は、ぬり絵でもかまいません。137ページで紹介したチャクラの色を使って癒されるのもいいですね。

「日記」をつけて、感情を書き出すのも有効です。すると、そのときどんな気持ちだったのか、なぜそんな気持ちになったのかなどが見えてきます。書いたものを残しておきたくないときは、1枚の紙に自分の気持ちを書き出したあと、ビリビリに破って捨ててしまいましょう。**感情の浄化を意識して過ごすことで、本当の自分の気持ちが戻ってきて、心も体もぽかぽかしてきます。**

Happy voice

赤ちゃんを授かった！

不妊治療をしても、なかなか子どもを授かることができず、なかばあきらめていましたが、子宮は感情の臓器であることを知り、これまでためこんだ感情を思い出して書き出していきました。すると、子どもの頃に母の口癖だった「あんたがいなければ働かなくてすんだのに」という言葉を思い出したのです。寂しかった自分に気づき、思いきり泣きました。また、心の奥底で経済的なブロックをかけていたことにも気づきました。それ以来、「自分を愛そう」と決めたら、なんと赤ちゃんを授かることができました！

（30歳・主婦）

22 「書店で見つけた本」で心の養生をする

あなたは、本が好きですか？　私は本が大好きで本を手放せない毎日ですが、その中でも、読むたびに違うメッセージに気づかせてくれる本もあります。そんな本との出会いは、人生を豊かにさせてくれます。

今の時代、本はインターネットのワンクリックで買えるようになりましたが、実は**素晴らしい本との出合いは書店にある**、と感じています。表紙の美しさ、手に取ってみたときの質感、著者の想い、そういったものは実際に見て触れてみないとわからなかったりするからです。私の経験上、書店で出合い、「これだ！」と思った本は、ずっと手元に置いておきたい愛読書となる確率が高く、ときには人生観が変わってしまうようなひと言に出合えることもあります。

ぜひ、書店に足を運んで素敵な本と出合いましょう。本で心の養生をすることは、ぽかぽかな生き方にもつながります。

23 「映画」を観て気持ちをシェアする

私は映画を観ることも大好きです。ヒューマンドラマ、ファタジー、ＳＦなどどんな映画にも心をキュンと温めるエッセンスが隠れています。

一人でゆっくり映画を観ることもいいのですが、友人やパートナーなどと話し合いながら観たい映画のＤＶＤを選んで、おうちシアターをしてみましょう。その際に、映画を観てどう感じたのかといった気持ちのシェアをすると、相手の優しさや思いやりなどを発見できたりして、心が温まったりします。

また、気になる映画の自主上映会に足を運ぶのもいいでしょう。その場に集まる人たちの温かさや、ご縁の素晴らしさに触れ、仕事では得られないワクワクやドキドキを感じることができます。

映画を通してハートウォーミングな体験をすることで、子宮は喜びにあふれます。

24 「笑いの力」で心を豊かにする

笑いは健康にいいことが科学的にも証明されていますよね。私は一時期、「ラフターヨガ（笑ヨガ）」にはまり、大笑いをすることで元気をいただきました。**笑うと酸素を多く取り込み、免疫力もアップします。心も元気になり体もぽかぽかしてきます。**

日常で人間ウォッチングをしていると、笑っている人は本当に少ないことに気づきます。全開の笑顔ではなくても、口角を常に意識して上げているだけでもいいのです。笑っているだけで、出会う人も変わってきて、人間関係も豊かになるでしょう。ぜひ、毎日を笑いでいっぱいにしてください。

☆朝の口角アップ練習

朝、洗面所で顔を洗ったら、鏡に向かって「私はかわいい、私はキレイ」と言いながら口角を上げてみましょう。意識することで、笑顔がつくれるようになります。

25 大好きな人と「ハグをする」

心を温めるために、人との触れ合いを持つことは非常に非常に（2回言います）大切です。何十分間語るよりも、30秒触れたりハグをしたりするほうが伝わることがあります。なぜなら、**「皮膚は第二の脳」といわれるくらい、感じる力がある**からです。触れられることで、安心感や元気をもらえるのは、皮膚の持つ力なのですね。

そこで、大好きな友人、家族とぜひハグをしてみてください。ハグをする習慣がない日本人は、最初は気恥ずかしいものですが、実際にハグをしてみると、相手の体温や心の温かさを感じて、優しい気持ちになれるものです。

スキンシップはコミュニケーションの土台です。恥ずかしがらずに、まずは手をつなぐところからでもいいので、いろいろな人とハグをしてエネルギー交換をしてみてください。ハグを習慣にすると愛があふれ出てきます。子宮も愛にあふれ、ぽかぽかになっていくことでしょう。

26 「自分の裸」をじっくり見て、ゆっくり触れる

自分の裸。ゆっくり観察してみてください。手、脚、胸、お尻、会陰など性器の周りのスペシャルプレイスをじっくり見て、自分自身にゆっくりゆっくり触れてみてください。時間がない方は、お風呂で体を洗うときに、ボディタオルを使わずに、自分の手で体に触れながら、自分を愛する想いで体を洗ったり、湯船の中で体の隅々に触れてみたりしてください。自分のスペシャルプレイスにも触れてみましょう。

自分に触れると、自分自身という感覚を手に入れることができるようになります。

誰でもない、一番大切な自分のために、自分を愛するのです。頭でわかっていてもできない。そんな人ほど、自分で自分を愛する感覚を体で覚えていくのがおすすめです。

自分の感覚が鋭くなるとスキンシップの感覚も変わってきます。受け取る感覚が変わると、子宮もその温かい想いを感じてよりぽかぽかしてきます。

5章

子宮の声を聴いてみよう！

子宮ともっと仲良くなりましょう。

子宮はいつだって、

あなたと語り合いたいと

思っています。

子宮は語りかけてくれている

子宮を大切に扱うことは、自分自身を大切にすることと同じであることを、お話ししてきましたが、そんな子宮の声を聴いてみたことはありますか？

声といっても、本当に子宮が声を出してお話するわけではありません。**第六感を活用して、子宮の今の気持ちをイメージする**のです。子宮は自分自身ですから、案外思い浮かんできたことは、自分の本心だったりするものです。イメージの力と感じる力を信じて、子宮と対話をしていきましょう。

その前に、誰もが感じることのできる子宮の声というものがあります。それは、月経を通して感じている体や心の変化です。たとえば、月経前のイライラ、ちょっとおなかが張る、腰がだるい……それらは全部体の声であり、子宮からの声だと感じてみてください。月経がつらいときは、「どんなふうにつらい？」「いつつらくなる？」「どんな気持ち？」と子宮に話しかけながら、体の痛みや心のモヤモヤを具体的に書き出していきましょう。

「月経とのダイアログ（対話）帳」として1冊のノートを用意して、そこに書き込んでいってもいいですし、スケジュール帳や日記に書き込んでもかまいません。69ページで紹介した基礎体温表のメモ欄につづってもいいですね。

いつもよりつらいと感じるときは、がんばりすぎているのかもしれませんし、言いたいことを我慢してストレスをためているのかもしれませんし、睡眠が十分にとれていないのかもしれません。あなたの心にひっかかっている何かを教えてくれるために、月経を通して子宮がSOSを出してくれているのです。

反対に、月経がいつもより快適に感じたり、経血を見るのが愛おしく思えるときは、心地よく過ごせたからかもしれません。そんなとき、子宮はその心地よさを通して、「すごくうれしいよ」「ありがとう」「その調子でね」と教えてくれているのです。

以下に代表的な子宮の声をあげてみました。子宮の声を聴く習慣をつけることで、意識が自分の体と心に向き始め、今以上に自分（子宮）を大切にしたくなるはずです。

月経を通して知る子宮の声

心の変化

イライラ・怒りっぽい・何もやりたくない
あきらめムードになる・涙もろくなる・弱気になる
心配が増える・気持ちが高ぶる・落ち込む
性欲が高まる・面倒くさい・女であることが嫌になる
女であることがうれしくなる・引きこもりたくなる
自分と違う意見の人にムッとする・孤独を感じる
独りでいたい・身近な人に暴言を吐きたくなる

下腹部の痛み

チクチクする
ズキズキ痛い
ず〜んと重たい感じ
しくしく痛い

腰の痛み

張ってくる感じがする
月経２日目が一番痛い
朝方になると痛い
夕方から痛くなる

経血の状態

71ページを
参考に

他の体の症状

頭が重たい感じ・肩こりがひどくなる
手足が冷えてつらい・めまいがする
食欲がなくなる・食欲が増してくる
便秘になる・下痢を起こす
むくみがある・喉が渇く
胸が張ってくる・胸が痛い
肌荒れ（にきびなど）が目立つ
疲れやすくなる・体がだるい
寝ても寝ても寝足りない
アレルギー症状がひどくなる

おりものでもわかる子宮の声

月経だけでなく、おりものの声も大切です。おりものとは、子宮や膣からの分泌物で、膣を雑菌から守ってくれる大切な存在です。

おりものは、普段白～クリーム色をしていますが、女性ホルモンの分泌によって変化していきます。透明でねば～っとしたおりものは、排卵期に見られるもので、精子が子宮頸管を通りやすくして、卵子との受精を促すためのものです。

また、たとえば、黄体期（月経前の時期）になると、ホルモンの影響で卵の白身のようなドロッとしたおりものが出る人もいます。一方で、ほとんどおりものが分泌されない人もいるなど、個人差があります。

何か感染症にかかると、においがきつくなったり、濃い黄色、緑色、茶褐色のおりものが出ることがあります。いつもと違うと感じたときは、婦人科を受診しましょう。毎日おりものを観察していると、その変化に敏感になり、今自分の体がどんな状態なのかがわかるようになってきます。

尿や便も体の声

月経やおりものの変化を見つめるとともに、ぜひ尿や便といった排泄物にも意識を向けてみましょう。子宮に近い場所にある膀胱や腸の状態がよくなれば、子宮も自ずと血液のめぐりがよくなり、健康になってきます。

そこで、トイレに入って排泄をすませたあとは、流す前に自分の排泄物をよく見てください。**便の色、硬さなどをチェックしたり、尿の色や排尿したあとの気持ちなどに目を向けることは、健康への意識を高めます。**

ぜひ、体の声を聴くもうひとつのバロメーターと思って観察していきましょう。

子宮と対話をしてみよう

子宮の声を感じることができたら、さっそく子宮と対話をするレッスンをしていきましょう。

ここでは、イメージの力を活用しますが、なかなかイメージが湧かないからといって焦ることはありません。「なんとなく」という感覚が非常に大切であって、「何も感じなかった」ということも、また大切です。

まずはフォーカス。「子宮の想いに集中する」ことや「ここに子宮がある」ということを感じるようにしましょう（子宮をご病気などでなくされた方でも、子宮のエネルギーは残っています。そのエネルギーを感じてみてください）。

きっと、子宮の想いが聞こえてくるはずです。

❶子宮の存在を感じるワーク

①リラックスした状態で横になります。恥骨からおへそのあたりに、服の上から両手を当てましょう。

②ゆっくりと腹式呼吸をします。「吸う」ことより「吐く」ほうが長くなるようにします。息は吸うのも吐くのも、鼻で行います。

③呼吸を整えたら、「私は私の中にある大切な子宮を感じて愛します」と優しい声で宣言してください。声に出したほうが自分の体への自覚を深めることができます。

④恥骨の後ろにある子宮をイメージします。卵くらいの大きさの子宮を想像しながら、手のひらとおなかの温かさが一体化し、子宮と手のひらも一体化していく感じを味わいましょう。そこにある子宮を手のひらで大切に包むような感覚を十分に感じたら、このワークは終了です。

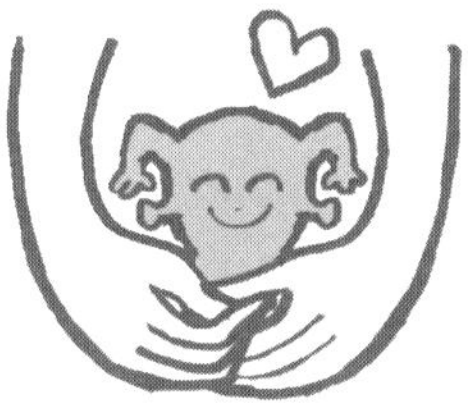

❷五感を使った子宮との対話スケッチ

①真っ白な紙と色鉛筆、クレパスなどを用意して、そこに自分が感じる子宮の自画像を描いてみましょう。どんな形で、どんな色をしていますか？ イメージなので、虹色でも白でも赤でも青でもかまいません。形のイメージも自由です。人物のような形、食べ物のような形、何でもOKです。ポイントは自分の感覚を信じて描くことです。

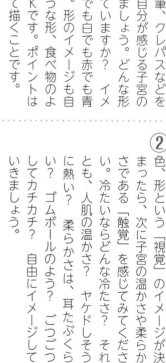

②色、形という「視覚」のイメージが決まったら、次に子宮の温かさや柔らかさである「触覚」を感じてみてください。冷たいならどんな冷たさ？ それとも、人肌の温かさ？ ヤケドしそうに熱い？ 柔らかさは、耳たぶくらい？ ゴムボールのよう？ ごつごつしてカチカチ？ 自由にイメージしていきましょう。

③次は、子宮のにおいである「嗅覚」を感じましょう。①②でイメージした子宮を手の中に置き、鼻を近づけてくんくんにおいをかいでください。無臭ですか？ スイーツの香り？ 月経中なら血液のにおいかもしれません。

④次は「味覚」です。子宮をおいしいデザートのようにしていただいたら、どんな味がするでしょうか？　甘い、しょっぱい、酸っぱい、苦い？　ジューシー、スパイスが効いている、ふわふわしたパンのよう、無味？　イメージをふくらませ、それを味わったらどんな「心地」になるかも感じてみましょう。

⑤次は「聴覚」です。子宮は自分をどんな名前だと言っていますか？　あなた自身の名前かもしれないし、カトリーヌ、麗子といった上品な名前、または、まるちゃん、ふわふわちゃんかもしれません。自分の中にいる別人格のイメージを楽しんでみましょう。

⑥最後に、今まで対話してきた子宮にご機嫌をうかがってみましょう。あなたは疲れていても、子宮は前向きで「何でもできるわよ！」と強気かもしれません。その逆で、あなたは一生懸命なのに、子宮は「もう休ませて～」と言っているかもしれません。自分の本質的な感覚が子宮にはつまっているものです。

※ここで紹介したワークは、体感ファシリテーターを養成されている「子宮支援企業　にこにこ♡かあちゃん」代表・世野尾麻沙子さん(http://lovebirthjapan.jimdo.com)のワークを参考にさせていただいています。

「ありがとう」の想いを受け取る体と心

私たちの体は、60兆個の細胞が仲良く過ごして生きています。その細胞たちは今日も元気に生まれたり、亡くなったりしながら、私たちの体を動かし続けてくれています。その中でも、もっとも一生懸命に働いてくれるのが、内臓の細胞です。

私たちは内臓に「動け！」といっても動かすことはできません。心臓に「止まれ！」と命令しても止まることはないのです。つまり、内臓の細胞は命が尽きるまで、自分の役割を全うしようとしているのです。

子宮もそんな内臓のひとつです。ですから、がんばる体に「ありがとうね」と毎日言いましょう。体が想いを受け取ると、今度は心（本当の自分）も「ありがとう」の気持ちを受け取るようになるのです。体と心はつながっています。

体と心、どちらが先でもいいので、自分自身の存在を何よりも「有難い（有ることが難しい）」と思えることが大切です。自分に向き合い、自分を大切にできるようになると、自分の内側をしっかりと抱き締めることができるようになります。

一方、忙しさのあまり肉体的に負担をかけたり、不安や心配ばかりしていたりすると体調は大きく崩れます。それは、もともと一生懸命に働いてくれている細胞に、さらなる負担をかけることになってしまうからなのですね。

細胞たちに愛を送るためにも「ありがとう」と言いましょう。これを習慣にすると、不思議と体調が整ってくることがあるのです。「ありがとう」の気持ちで、自分の体の弱っている部分や疲れている部分にそっと手を当てることも、自分を癒す「手当て」のひとつになります。医療の現場では考えられないことですが、これこそ自然治癒の力だと思います。

ただし、「自然治癒力だけで治る」とかたよりすぎた考えにこり固まるとアンバランスを生んでしまいますので、必要なときに必要な手当てを受けて、自分の体を守っていくようにしましょう。

病気は体からのメッセージ

今、婦人科系トラブルが増えていますが、これはすべて体、特に子宮からのメッセージだと考えています。トラブルを起こして「病気になるくらい我慢している、その気持ちに気づいてね」ということを伝えていると思うのです。

子宮はいつだって、「私はここにいるよ。もっと自分を大事にして」と言っています。そして、「自分を大事にしないのなら、私は必要ないのかしら。気づくためにサインを出そう」として病気になっていることもあるのではないでしょうか。婦人科系の病気になることで、自分自身（子宮）に向き合ってもらい、もう一度女性の体で生まれたことと向き合う時間を与えられていると思うのです。

ですから、もし病気になったときは、必要な医療やケアを受けたうえで、「**この病**

気を通して、体は何を教えてくれているんだろう」と子宮と向き合ってみてください。

なかなか思い通りにならない体に対して腹立たしくなり、「どうして！」と自分を責めてしまうこともあるかもしれません。

私の場合、がんばりすぎると、立っていられないくらい寝込んでしまうことがあります。きっとそれ以上がんばると危機的な状況になるかもしれないため、思いきりNGを出してくる「体のブレーキ」だと感じています。

そんなときは、誠実に体の声を聴きながら、少しお休みをとったりして自分自身を労わっていくことで、体調がよくなっていきます。そのたびに、本当に自分の体と心はつながっているのだと思うのです。

こうして、体のサインを受け取りながら自分と向き合うことを丁寧に行っていくと、いろいろな出来事に「ピン！」とくるような感覚も芽生えてきます。たとえるならば、1000ピースのパズルに取り組んでいるときに、「これ！」とぴったり合うピースを見つけたような感覚です。

病気からのメッセージを受け取る中で、今自分に起こっている出来事の意味を感じながら、自分自身の存在意義や、今まで自分を育てくれた親や家族、たくさんの人たちへの感謝の気持ち「有難い」があふれ出てくることもあります。これも、尊い病気が教えてくれる体からのメッセージだと思っています。

また、病気になって自分と向き合い、「もっと自分を大切にしよう」「自分らしく生きよう」ということに気づくと、回復が早まる（あるがままの自分に戻る力が整う）ように思います。なぜなら、緊張や不安で交感神経が優位になりギュッと硬くなっていた体は、気づきを得ることで心がふわっとゆるみ、副交感神経優位となって血液がめぐるようになるからです。自分をより見つめ直し、起こった出来事をどのようにとらえるかでも、想い癖のような病気を手放す方向に傾くのではないでしょうか。

病気は一見マイナスに見えますが、一概にそうとは言えません。病気によって人生が一変し、身の回りの幸せに気づき、本当の意味での幸せを手に入れる人もたくさんいるのです。物質的な価値だけでなく、プライスレスな生きる素晴らしさに気づくことにもつながるのだと思います。

病気や体のトラブルが起こったときは、体からのメッセージ。そう思って向き合うと、健康な本来の整った体と心になっていきます。

おわりに

この本の中で子宮を愛することをたくさんお伝えしましたが、私がもっと伝えたいこと、それは「自分を愛する」ことです。

助産師・セラピストという仕事柄、今まで、たくさんの女性に出会ってきました。その女性たちを見て思ったことは、「自分を愛する」ことが置いてきぼりになっているということです。「自分よりも周りの人を愛さなければならない」といったように、自分を二の次、三の次にするような生き方、思考になっているのです。

このように言うと、「自己中心に生きて、周りに迷惑をかけるのはよくないのでは？」と思う方もいるかもしれません。しかし、私が伝えたい「自分を愛する」とは、「自己中心」という考えではなく「自分を認めて愛して許す」という感覚です。

妻として、母として、恋人として……そんなふうに自分の役割を強いられるように感じることもあるでしょう。しかし、役割とは人生の一部であり枝葉の部分。それを支えるのは「自分」という幹であり、根っこの部分なのです。

自分を愛するというのは、この根っこに栄養を与えることです。自分の生きる土台「自己肯定感」や「自尊感情」という部分です。枝葉は自分の役割とともに変化しますが、根っこの「自分を愛する想い」がしっかり大地に根ざしていれば、ブレない生き方ができるのです。

そんな土台の部分、それが子宮です。たくさんのエゴや思い込み、自分を責めるという想いを手放しながら、ありのままの自分を愛していくことで、本当に必要なメッセージを感じ、天命に生きることができるようになると思います。

私がこのメッセージをつづれるようになったのも、自分を愛せず、死んでしまいたいと思ったことが何度もあったからです。そんなときにも、たくさんの人が支え愛してくれました。ただ、本当につらいときは、その助けすら嫌なものに感じて、苦しくてたまらなくなったこともあります。

そんなときに私は自分と向き合いながら、ゆっくりと立ち上がっていきました。そして、母になり、娘たちの命と出会って、もっともっと自分を愛することを大切にしたいと思いました。子どもがいない人でもパートナーや大切な家族、そしてあなたが想いを寄せる人が、あなたがいることをどれほどうれしく思っているかを感じてみましょう。もし、そんな人は誰もいないと感じるときは、どうぞ、自分をもっともっと愛してみてください。ゆっくりでいいんです。毎日生まれ変われると信じて。

女性は月経のたびに生まれ変わると思っていいのです。自分の体と心の声にたくさん耳を傾けて、あなたの人生がより豊かで笑いの絶えない人生になることを祈っています。

この本を執筆するにあたりまして、たくさんの方々に愛情をいただきました。池川クリニック院長で産婦人科医の池川明先生は私にとって憧れで、尊敬する先生であり、大切な胎内記憶のことを教えてくださいました。先生がいなければ、私はこんなにも子どもを愛おしく思えなかったかもしれません。そして、この本を監修してくださったことに深く深く感謝いたします。

また、医道喜生クリニック院長で産婦人科医の池田速水先生には、私が迷ったとき、素敵なアドバイスをいただきました。心強いお兄さんに出会えたことを、ここでも感謝させていただきます。

そして、子宮支援企業「にこにこ♡かあちゃん」の世野尾麻沙子さんとの出会いがなければこの本を書くことはできませんでした。子宮との向き合い方、女性性との向き合い方にたくさんの叡智をありがとうございます。

また、幸せなセックスの伝道師・劍持奈央さんにもたくさんの気づきのメッセージをいただきました。ありがとうございます。

ほかにも、たくさんの愛する友人たちのおかげで、今こうして私はメッセージを書かせていただいております。

また、河出書房新社の飯島恭子さん、出版プロデューサーの梅木里佳さんにはいつも励まされ、そして私の想いを丁寧に形にしてくださいました。本当にありがとうございます。

そして、いつも支えてくれる夫と娘たち、家族に愛をこめて。

これからも、セラピストとして、助産師として、一人の女性として、女性に寄り添い、すべての人が「生まれてきてよかった」と自分自身に言える社会を創っていきたいと思います。笑顔の花がたくさん咲いて、幸せの実が実りますように。

やまがた てるえ

子宮は女性の分身

産婦人科医・池川 明

読者のみなさまは本書をお読みになって、どのように感じましたか？

私は本書の「ぽかぽか子宮」とは、「自分の心を温めましょう」ということだと感じました。子宮が自分自身だなんて聞いたこともない、考えたこともない、という方がほとんどだと思います。

最近では、病気は自分の心がつくり出すという考え方をする人が増えてきているように思います。とはいえ、そのようなことは科学の世界ではあり得ないことです。ところが、科学の世界にも今までと違った風が吹いてきています。『「思考」のすごい力』（ＰＨＰ研究所）を書いた医師であるブルース・リプトン博士は、ひとつひとつの細胞に記憶があると考えています。その本の中で「私たちの体や心をコントロールしているのは、遺伝子に直結するホルモンや神経伝達物質ではない。信念こそが体や心、さらには私たちの人生をコントロールしているのである」と述べています。

すなわち、「想いが体と心をつくり上げている」と言っているのです。

まさに、やまがたてるえさんが「はじめに」で記していることをそのまま表現している医師がいたのです。

子宮も感情に反応するだろうか？　私にとってはおもしろいアイデアです。とすれば、どのような感情が子宮の病気を引き起こすのか、確かめてみようと考えました。

そこで、受診した方で子宮筋腫をお持ちの方に、「子どもの頃に両親から否定されたことがありますか？」「今まで生きづらいと感じたのはどんなときですか？」といった質問をしてみました。

すると驚いたことに、多くの方が親から「男の子が欲しかった」「橋の下で拾ってきた子どもだ」などと言われていたのです。なかには「橋の下で拾ったとは言われなかったけれど、自分は絶対橋の下で拾われたと感じていたので、その橋を探しに行ったことがあります」という人まで現れました。「女で損した」とか「男だったらよかったのに」と女性を否定する人もおられました。

その話を聞いて、生まれたときからの自分への否定、それが子宮に現れてくるのではないか、すなわち子宮は女性の分身のようなものではないのか、と思えるようになりました。もしそれが正しければ、自分自身の存在を肯定的に思えたら、子宮筋腫は改善するのではないか？

このようなことを考える医者はいません。しかし、注意して診ていくと、治療はしていないのに子宮筋腫が小さくなったり、消えたりする人がいるようなのです。最初は誤診かと思い、にわかには信じがたかったのですが、複数のそうした人に出会うことで、「心のあり方で子宮の状態も変わるのかもしれない」と思うようになりました。

友人のひとりは、「月経血がいつもより多くて子宮から大量の血液が流れ出てくるとき、子宮さんが感動して泣いているようにしか感じなかったんです。そしたらね、私の命が私のものではなくなって、すべての命とつながっていることを感じて、体があったかくなっていったんです。３人の娘を妊娠したときに感じたのとおんなじ光が、自分のなかに入って来た感じなんです」と神秘体験を教えてくれました。

また全国に熱狂的なファンがいる子宮委員長はるさんは、「女性は子宮を通して宇宙とつながっている」と語っています。そして赤ちゃんは子宮の中で母親の感情だけでなく、その母親、またその母親というように先祖の感情が幾重にも子宮の周りに殻になっていて、その影響を受けながら育っていくとも語っています。

宇宙や過去ともつながる神秘的な子宮を、読者のみなさまは大切に扱っていますか？

やまがたてるえさんは助産師としてたくさんの女性と関わり、その命に寄り添うケアを重ねた経験があるからこそお伝えできる内容が本書なのだと思います。子宮を温めることを通して、あなたの命をもっと輝かせなさい、とみなさんを応援しているように思えるのです。

本書の内容はいろいろな実例から、医学的な知識はもちろんのこと、食、布ナプキン、チャクラ、アロマ、子宮との対話など豊富な知識を惜しみなく提示してあり、さまざまな角度から子宮を見つめ、その温め方を知ることができます。たくさんのメニューから、きっとあなた自身に合った子宮の温め方を選ぶことができるでしょう。子宮をぽかぽかにして、あなた自身が輝く素晴らしい人生を送ることを祈っております。

参考文献

『胎内記憶　命の起源にトラウマが潜んでいる』（池川明／角川SSC新書）
『セラピスト　2013年12月号』（16～19P／BABジャパン　隔月刊版）
『月経らくらく講座　もっと上手に付き合い、素敵に生きるために』（松本清一監修／文光堂）
『もっと知りたい！基礎体温のこと　基礎体温の軌跡から学ぶ　女性のこころ・からだ・リズム』（松本清一監修、基礎体温計測推進研究会編著／十月舎）
『オニババ化する女たち　女性の身体性を取り戻す』（三砂ちづる／光文社新書）
『産みたい人はあたためて』（三砂ちづる／飛鳥新社）
『オキシトシン　私たちのからだがつくる安らぎの物質』（シャスティン・ウヴネース・モベリ　瀬尾智子、谷垣暁美訳／晶文社）
『身体感覚を磨く12カ月』（松田恵美子／ちくま文庫）
『子宮力を上げる漢方レッスン』（薬日本堂監修／KKベストセラーズ）
『自分を愛して！　病気と不調があなたに伝える〈からだ〉からのメッセージ』（リズ・ブルボー　浅岡夢二訳／ハート出版）
『女性のための東方養生新書』（梁晨千鶴編著／海苑社）
『スピリットとアロマテラピー　東洋医学の視点から、感情と精神のバランスをとり戻す』（ガブリエル・モージェイ　前田久仁子訳／フレグランスジャーナル社）
『スピリチュアルアロマテラピー事典　中医と占星学から読み解く精油のメッセージ』（柏原茜、登石麻恭子監修／河出書房新社）
『夜だけ「ふんどし」温活法　寝ている間に「冷え太り」解消！』（日本ふんどし協会　山田麻子監修／大和書房）
『カラダがときめく　ちつトレ！』（関口由紀／アスコム）
『「湯たんぽを使う」と美人になる』（班目健夫／マキノ出版）
『今日から自分でできる！　漢方養生法』（オレンジページムック）
『美しいを引き寄せる「副交感神経」の意識』（小林暁子　小林弘幸監修／KKベストセラーズ）

著者 やまがた てるえ

バースセラピスト（産前産後の心と体を整えるセラピスト）、助産師、看護師。ＮＰＯ法人ＪＡＳＨ（日本性の健康協会）理事、ＮＰＯ法人ピルコンアドバイザー。２児の母。midwifeとして女性のライフサイクルすべてに寄り添う存在を目指し、妊娠・出産・産後ケア、セラピー、地域の育児相談を行う他、月の満ち欠けと月経から女性性を感じる会「新月cafe　満月cafe」を定期的に開催。また、関東を中心に、自分を大切に思える性教育の講師として講演活動を行う。著書に『13歳までに伝えたい女の子の心と体のこと』（かんき出版）、『産後、つらくなったら読む本』（合同出版）など。雑誌、ラジオ出演など多方面で活躍中。

- ホームページ　母の樹　http://www.hahanoki.com/
- ブログ　生まれてきてくれて ありがとう　http://ameblo.jp/birth-therapist/

監修者 池川 明

1954年東京都生まれ。帝京大学医学部大学院修了。医学博士。上尾中央総合病院産婦人科部長を経て、1989年、横浜市金沢区に出産を扱う有床診療所、池川クリニックを開設。毎年100件ほどのお産を扱い現在に至る。2001年９月、全国保険医団体連合医療研究集会で『胎内記憶』について発表し、新聞などで紹介され話題となる。現在、胎内記憶の普及と、お産を通してそれぞれの人が豊かな人生を送れるように取り組んでいる。著書に『ママのおなかをえらんできたよ。』（二見書房）、『赤ちゃんと話そう！生まれる前からの子育て』（学陽書房）他多数。

女性ホルモンを整えて幸せになる！
ぽかぽか子宮のつくり方

2015年１月30日　初版発行
2017年８月30日　７刷発行

著　者	やまがたてるえ
監修者	池川明
発行者	小野寺優
発行所	株式会社河出書房新社 〒151-0051　東京都渋谷区千駄ヶ谷2-32-2 電話（03）3404-8611［編集］ （03）3404-1201［営業］ http://www.kawade.co.jp/
装　丁	白畠かおり
本文デザイン・DTP	浦郷和美
イラスト	河村ふうこ
企画・編集	RIKA（チア・アップ）
印刷	大日本印刷株式会社
製本	小高製本工業株式会社

Printed in Japan
ISBN978-4-309-28500-9